1日1分でお腹やせ!

下腹ぺたんこポーズ

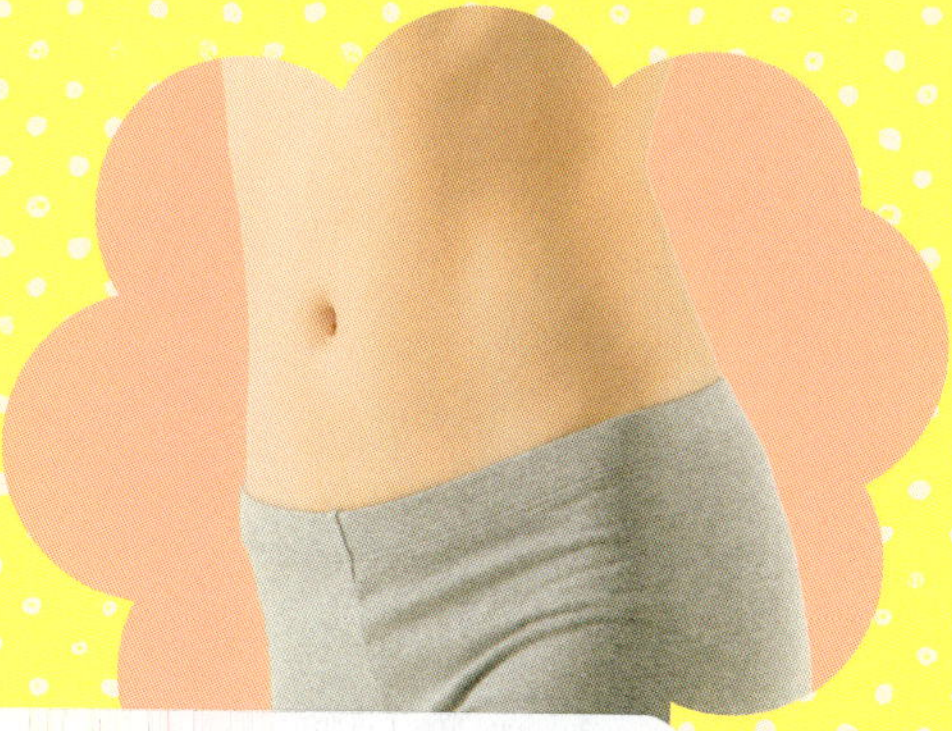

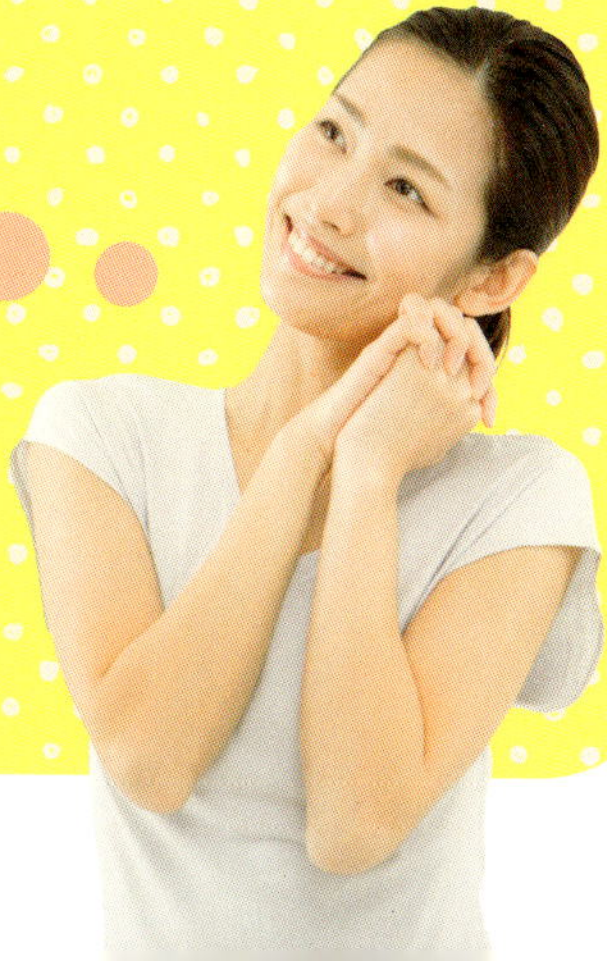

池田書店

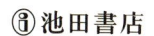

産後に激太りした
愛する妻のために

「下腹ぺたんこポーズ」は誕生しました！

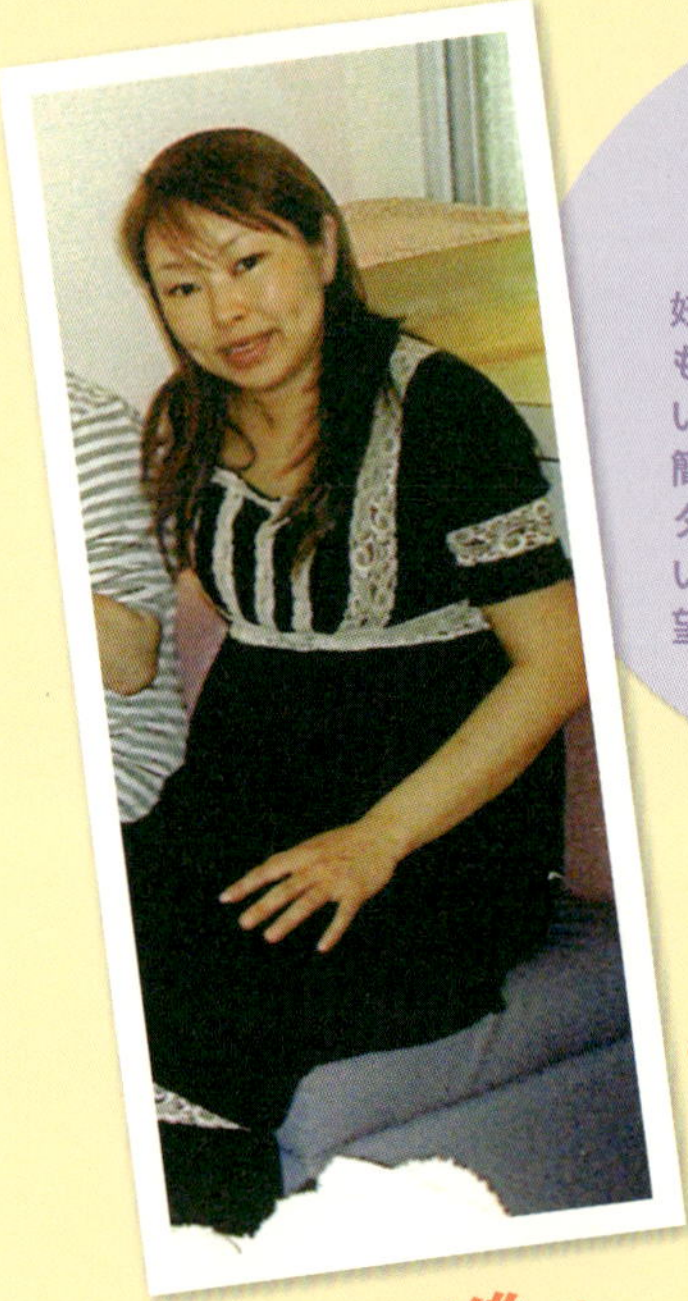

Before

妊娠、出産でなんと21キロも太ってしまった妻。「運動嫌いだから、つらいのはイヤ！簡単に、すぐ効果が出て、スタイルのよくなる方法ってないの？」というわがままな要望に応えるべく考案！

3か月後…

-20kg

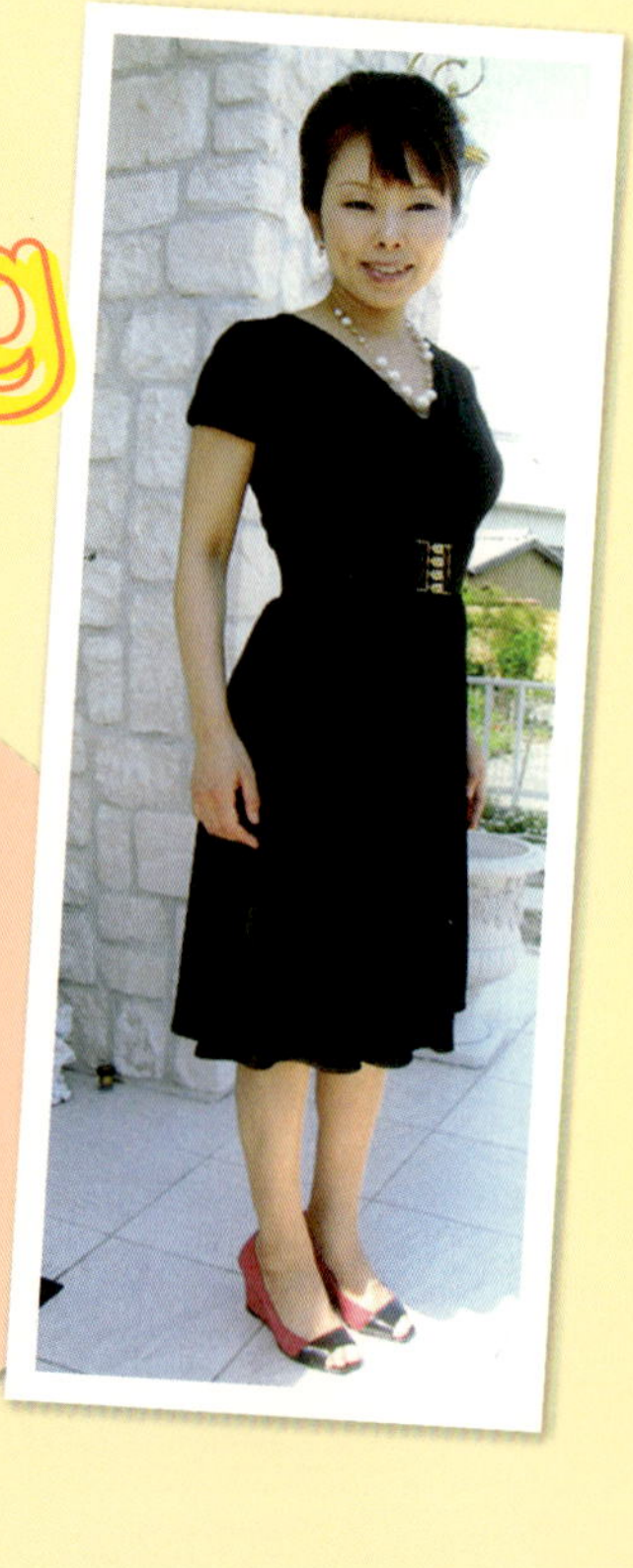

After

1日1分1ポーズを続け、3か月でー20キロを達成!!　背筋がすっと伸びた、美しいシルエットを手にしました！

はじめに

下腹ぺたんこポーズを考案したのは妻の産後太り解消のためです。もちろん、毎日私が妻に施術をするというのももちろんよいのですが、サロンで姿勢・骨盤矯正をされたお客様から「日々ケアしないとまたゆがんでしまうなら、家でひとりでも骨盤矯正できる方法を教えてほしい」と言われたこともあり、自己矯正できるもっとも簡単なメソッドはないか考えてみようと思ったんです。

　下腹ぺたんこポーズは、ただ「やせる」「体重を減らす」だけではなく、「美しいシルエット」になることができるポーズです。とくに20代後半以降の女性がもっとも悩む「下腹」に効くようになっています。この簡単なポーズを1日1分とってもらうだけで、驚くような効果が得られます。骨盤を矯正するコツをおさえているので、簡単だけどしっかり効くのです。結果として代謝がよくなり、妻のようにやせることもできるでしょう。みなさん、ぜひ試してみてください！

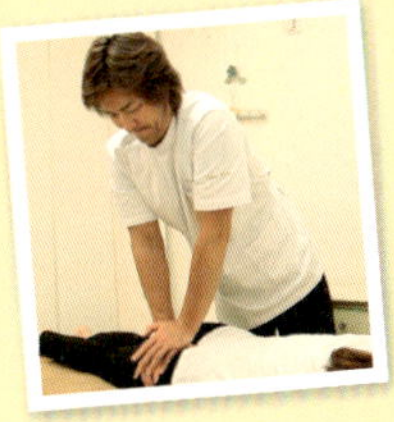
普段は美容整体師、トレーナーとして活躍中

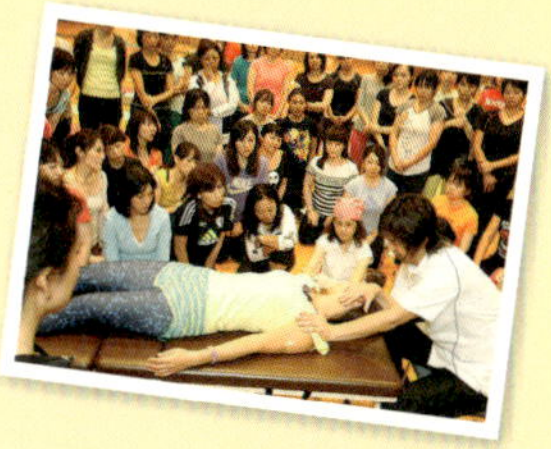
イベントは常に満員御礼！

下腹ぺたんこポーズでシルエット美人に！

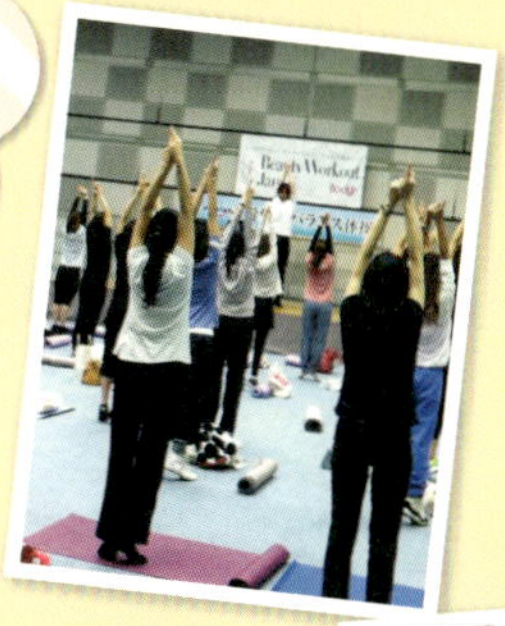
下腹ぺたんこポーズをみなさんで！

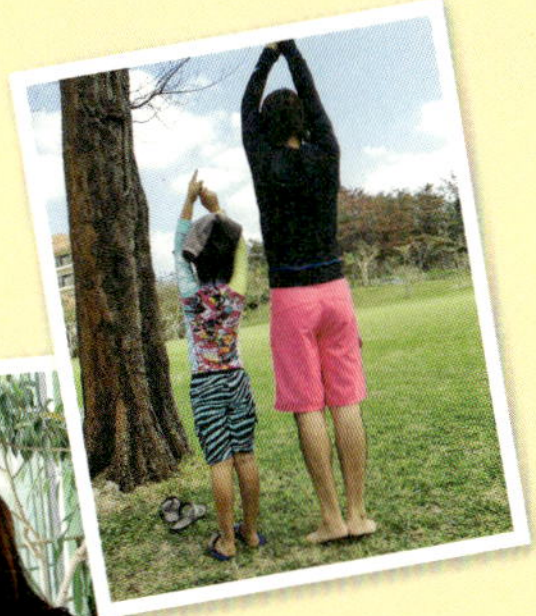
愛息とともに下腹ぺたんこポーズ！

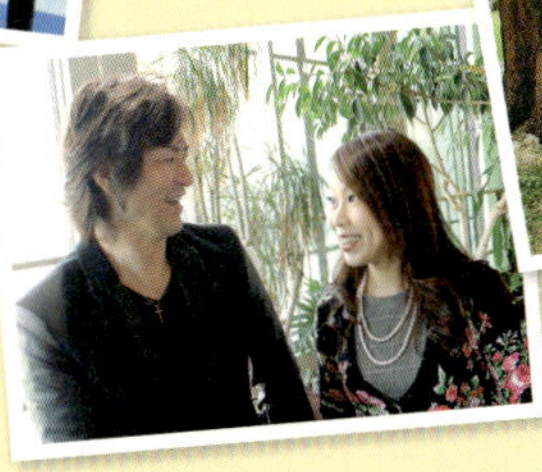
妻は現在も美シルエット継続中

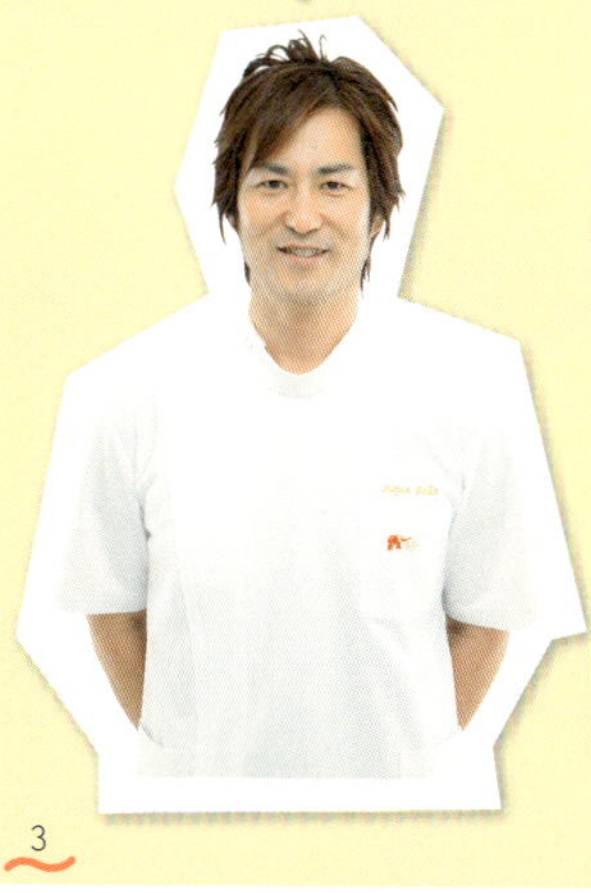
［美容整体師］
波多野賢也

CONTENTS

STEP 1 下腹ぽっこりが原因でシルエットブスに！

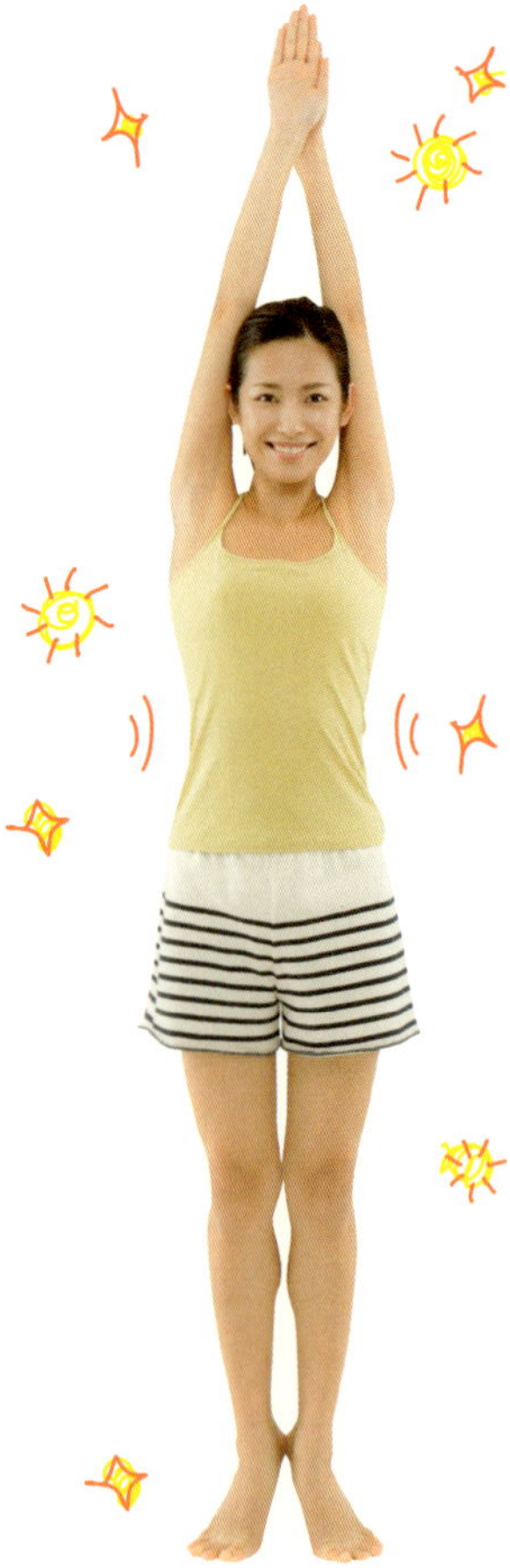

STEP 2 骨盤のゆがみを整える下腹ぺたんこポーズ

STEP 3 下腹ぺたんこの次は理想のシルエットに!

STEP 4

習慣化して効果アップ！下腹ぺたんこ生活

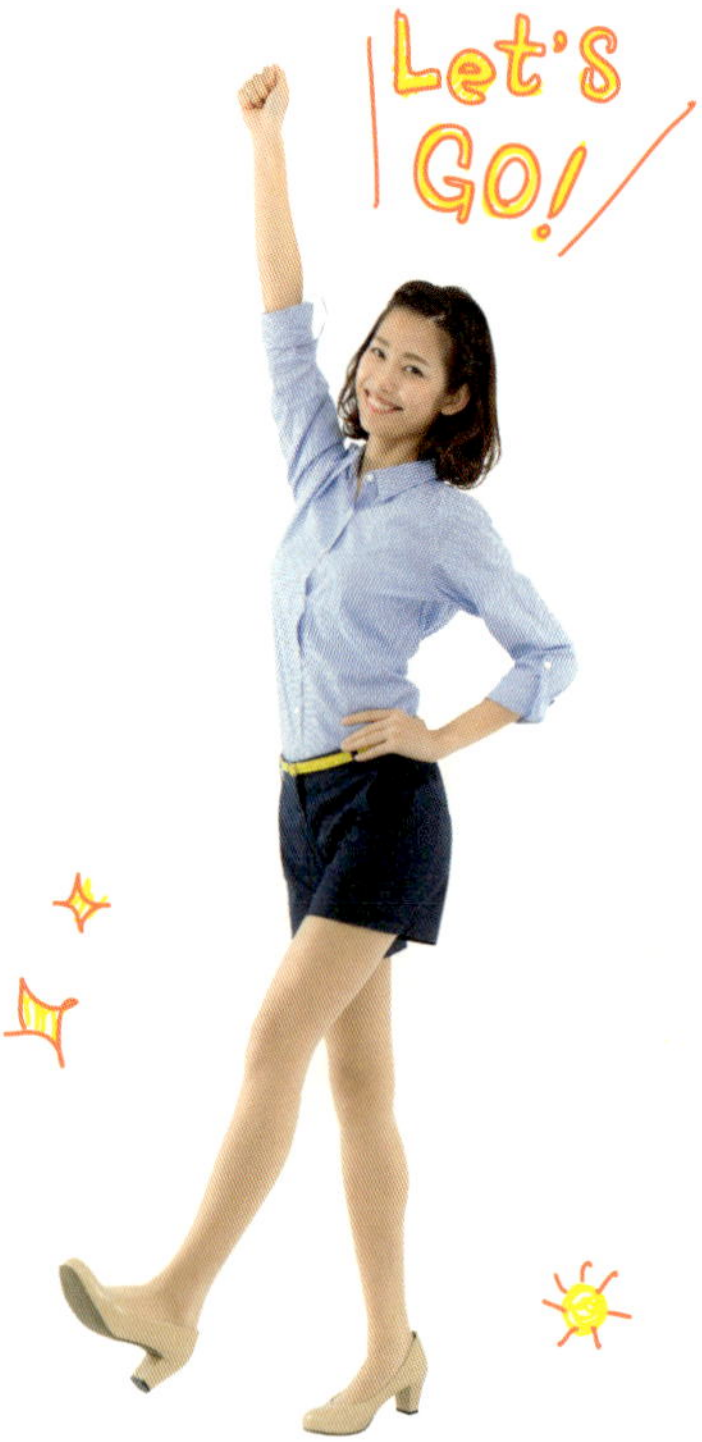

STEP 1

下腹ぽっこりが原因で
シルエットブスに！

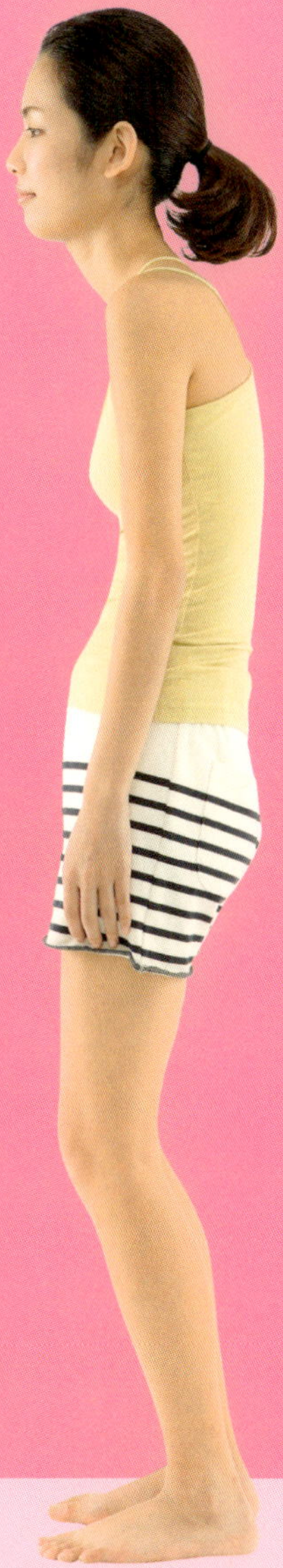

シルエットがブス!?

美しさのカギは体重だけじゃない！重要なのはパッと見の美しさを決める「姿勢」です。「ブスなシルエット」を正すだけで、びっくりするほど美しい姿に変われます！

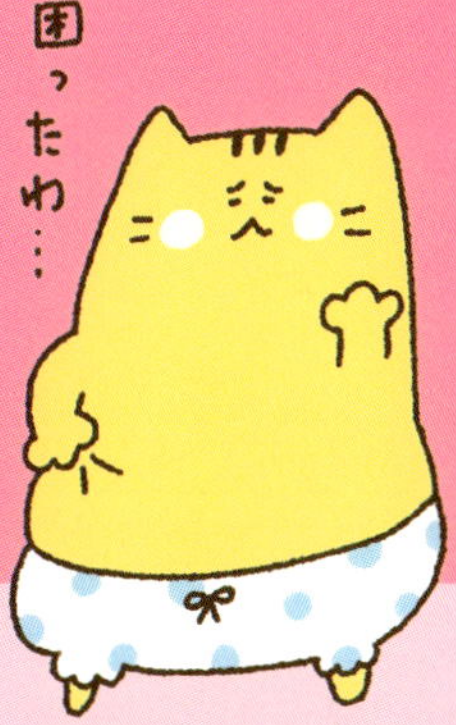

なぜかわたし、
太って
見える？

それ、シルエットブスですよ！
下腹ぽっこりが急増中!!

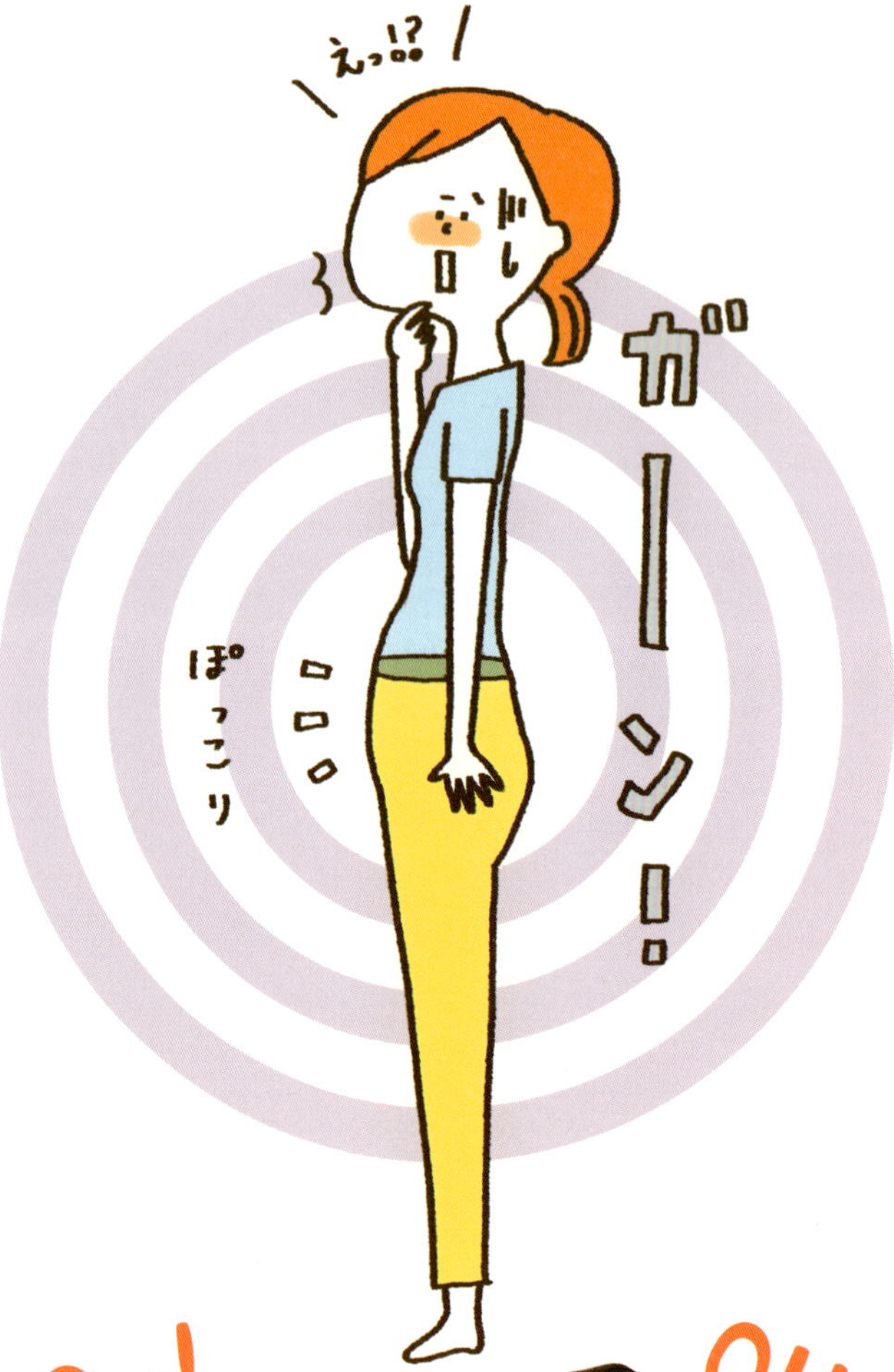

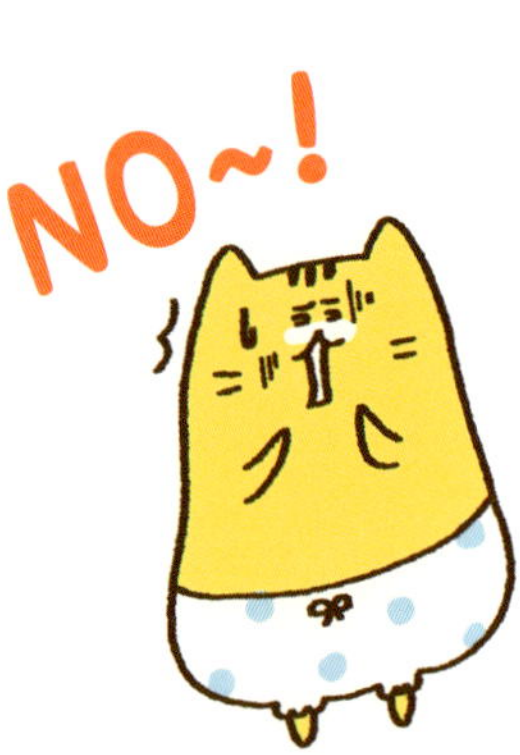

下腹ネコちゃん

運動嫌いで食べるのが大好き、下腹が気になるネコ

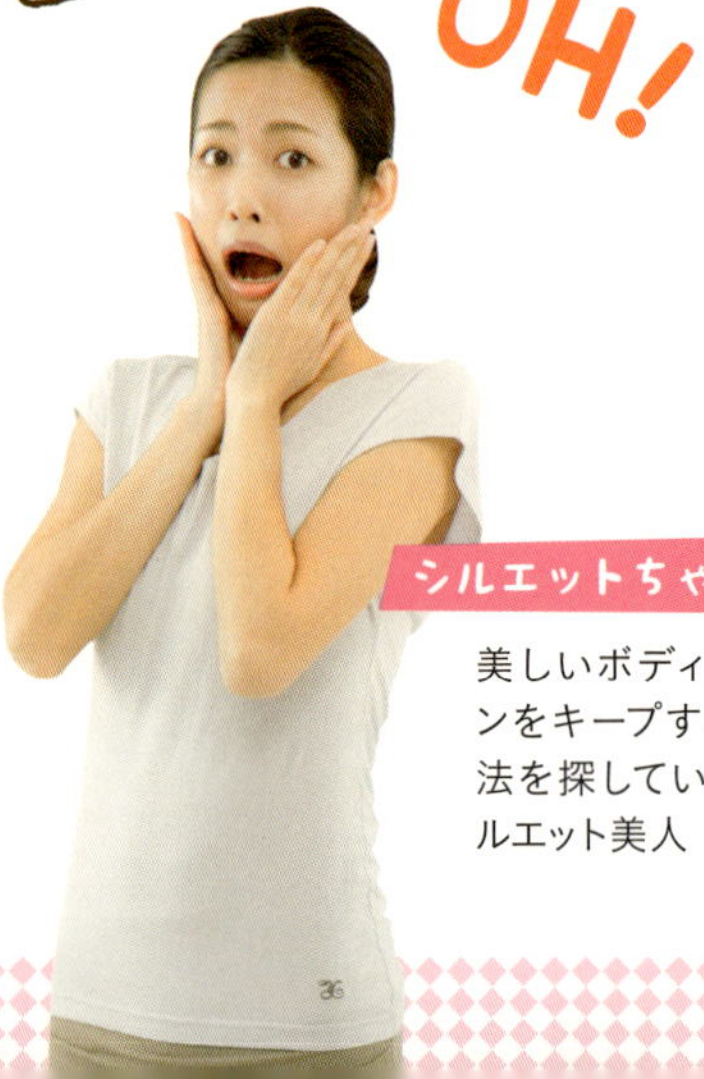

シルエットちゃん

美しいボディラインをキープする方法を探しているシルエット美人

この本で紹介する
下腹ぺたんこポーズは
1日1分でお腹やせできる
魔法のポーズ!!

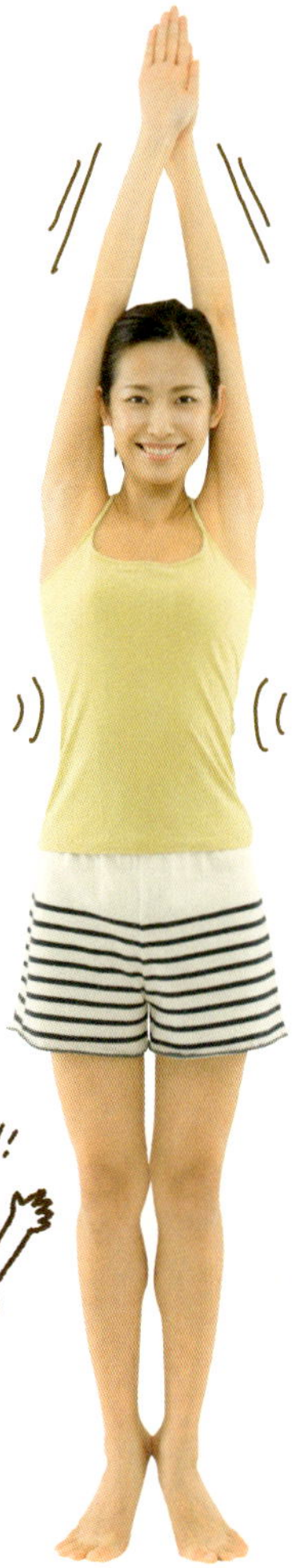

1ポーズでシルエット美人に!

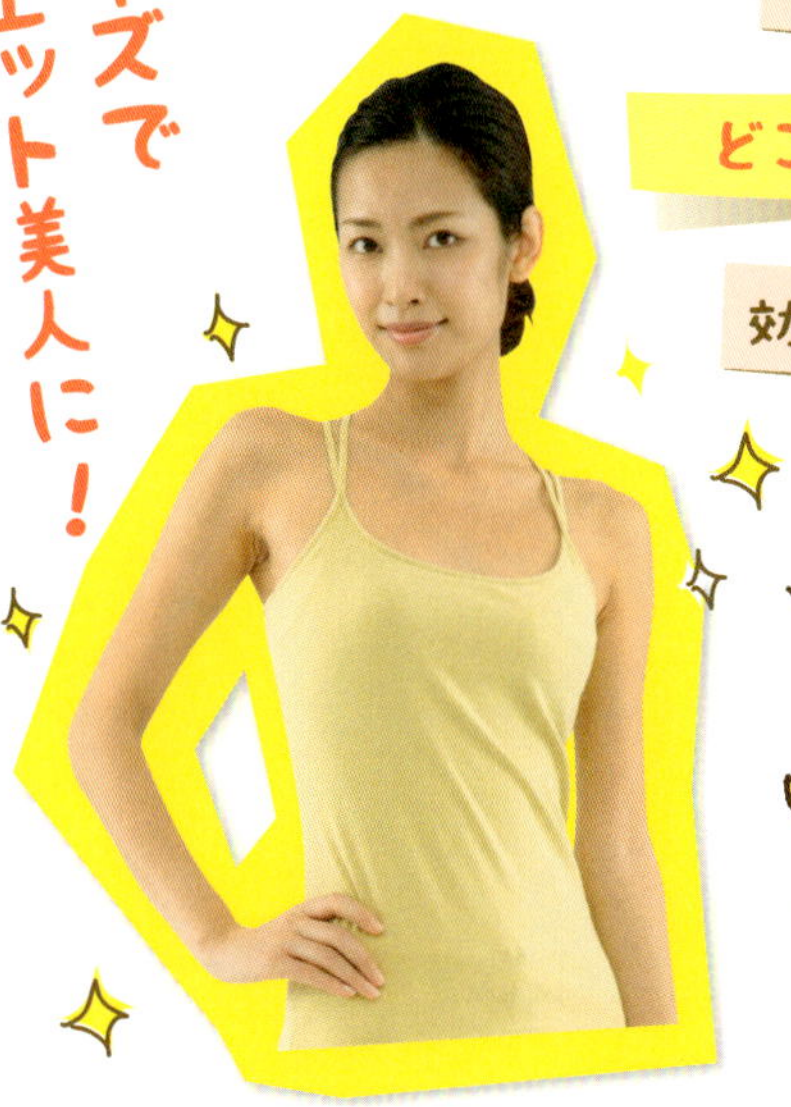

めんどくさくない!

すぐにできる!

どこでもできる!

効果が実感できる!!

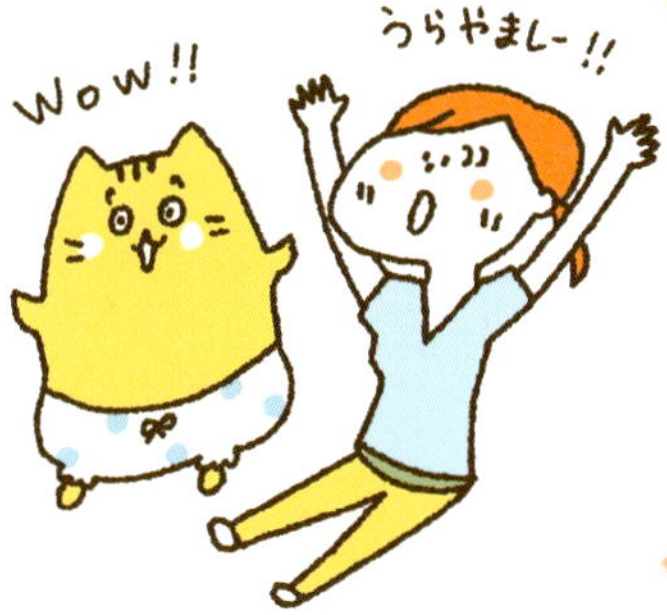

下腹ぽっこりを解消するメソッドがあった!

決して肥満体型ではない。体重も体脂肪率も気にしているつもり。なのに、鏡にうつる自分の姿はどうして太って見えるの!?

そんな悩みを抱えるあなたはもしかしたら「シルエットブス」かもしれません。加齢とともに筋肉が落ち、ぽっこり出てきた下腹や垂れてきたお尻、背中の丸まり……。このような悩みを持ちつつも、半ば諦めてきた人こそ、この本で紹介する「下腹ぺたんこポーズ」がオススメ! このポーズは見違えるほど若々しく、健康的な美しさを手にすることができるポーズです。下腹が出るしくみとそれを改善する方法を知ってシルエット美人になりましょう!

あなたはどのタイプ？

いるいる！こんな体型！
お悩み別・下腹ぽっこり

体重は見てもわからない、スタイルは見てわかる！

下腹ぽっこりのシルエットブス、といってもタイプはさまざま。太っていなくても、猫背や反り腰でスタイルが悪く見えたり、むくみから足の張りが取れず、下半身太りの「洋ナシ体型」になってしまった人、産後に骨盤が開き、下腹が出たままになってしまう人も多くいます。

上のイラストのようなシルエットの女性たち、あなたのまわりにいませんか？　あなたも、どれか

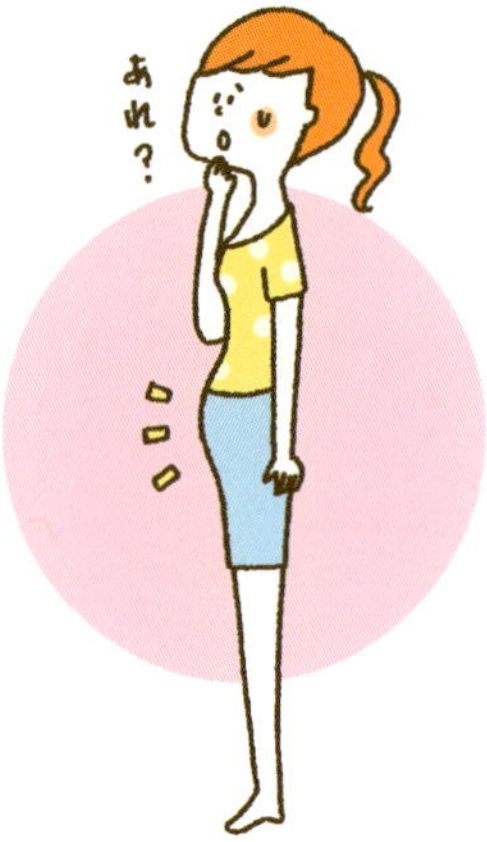

やせているのに下腹ぽっこり

昔は全身スマートだったのに…

やせているのに下腹だけ出ているいわゆる「赤ちゃん体型」。便秘がちなため、慢性的にお腹がぽっこり出ている人も多くいます。

着られない服

下腹ぽっこりが目立つぴったりしたタイトスカート

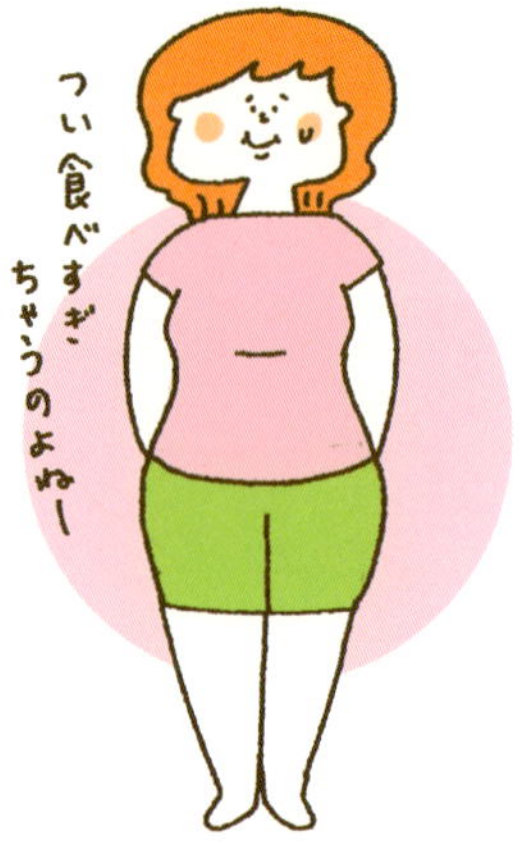

全身太めの下腹ぽっこり

下腹はもちろん全体的にぽっちゃり

ウエストにくびれがなく、上半身もぽちゃっとしている人は全身太めタイプかも。30歳から5歳刻みでますます太りやすくなります！

着られない服

全身のシルエットがバレるぴったりワンピース

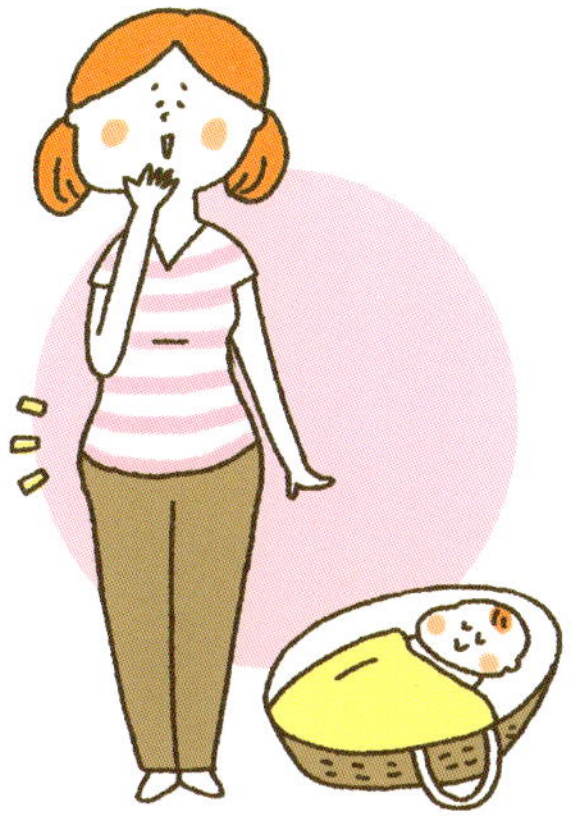

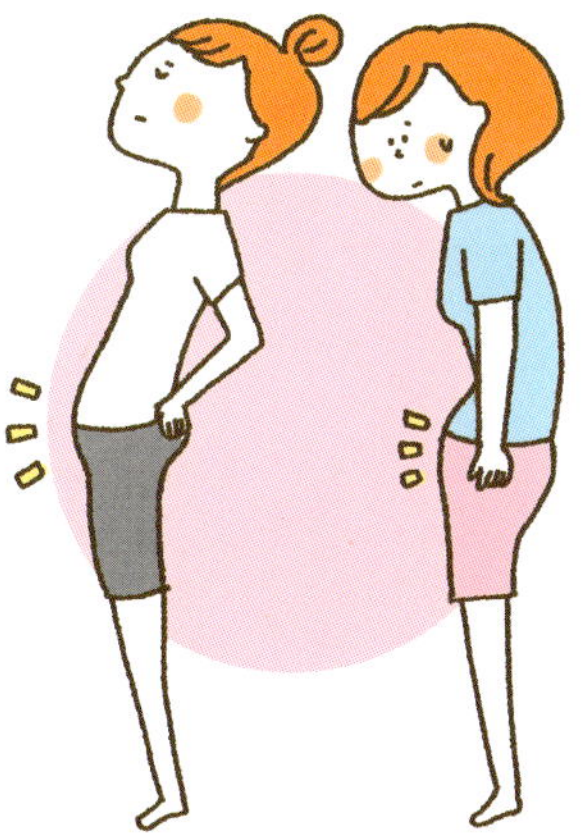

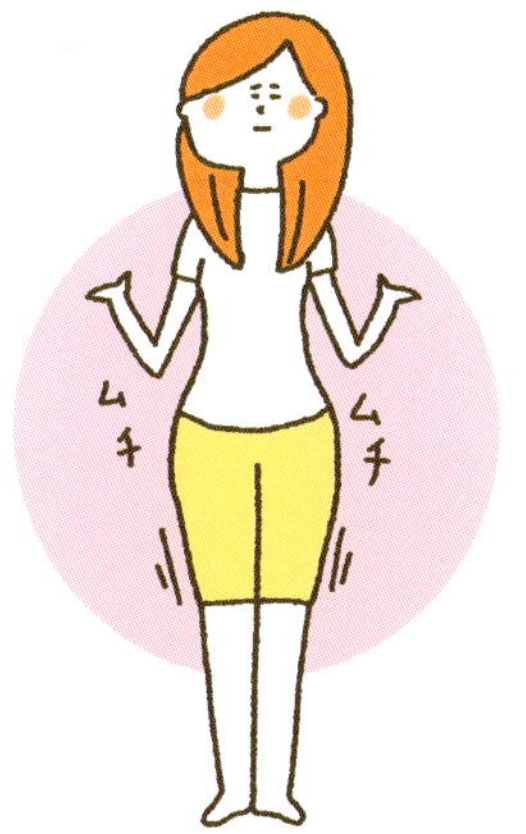

産後太りで下腹ぽっこり

妊娠前より太りやすくなった！

出産による骨盤のゆがみやズレにより下腹が出ます。内臓機能が落ちることで代謝が落ち、太りやすい体になってしまうことも。

着られない服

どしっとした下腹がバレるお腹ぴったりのカットソー

姿勢が悪くて下腹ぽっこり

姿勢の悪さに本人は気づいていない場合も

猫背はスタイルが悪く見え反り腰は下半身がぽこっと出て見えてしまいます。下腹が出ているのをかくそうとして猫背になることも。

着られない服

背中のラインが出るぴったりした服

下半身太りの下腹ぽっこり

若い頃からドッシリしてます

いわゆる「洋ナシ体型」。足に負担のかかる重心ののせ方や歩き方を続けていると、ふくらはぎや太ももばかりが太くなることも！

着られない服

太もものムチムチがバレるピチピチのスリムパンツ

のタイプにあてはまるかもしれません。

体重や体脂肪は見た目ではわかりませんが、スタイルの良し悪しは残念ながら一目瞭然！　どんなに体重が少なくても上のようなイラストのシルエットの方は注意が必要です。

20代後半から気になる下腹ぽっこりを中心に、ケアをしないと年齢を重ねるたびにどんどんシルエットが崩れていくようになります。

本書は数値上だけで「やせること」を目指すのではなく、今ある筋肉や脂肪を本来あるべき位置に移動させることで、見違えるほどのシルエット美人へとあなたを導きます。理想のシルエットをしっかりと思い描きながら進めていきましょう！

キレイに
見えるのは
この姿勢！

理想の体型はS字のある美マーメイドライン

S字のあるマーメイドライン！

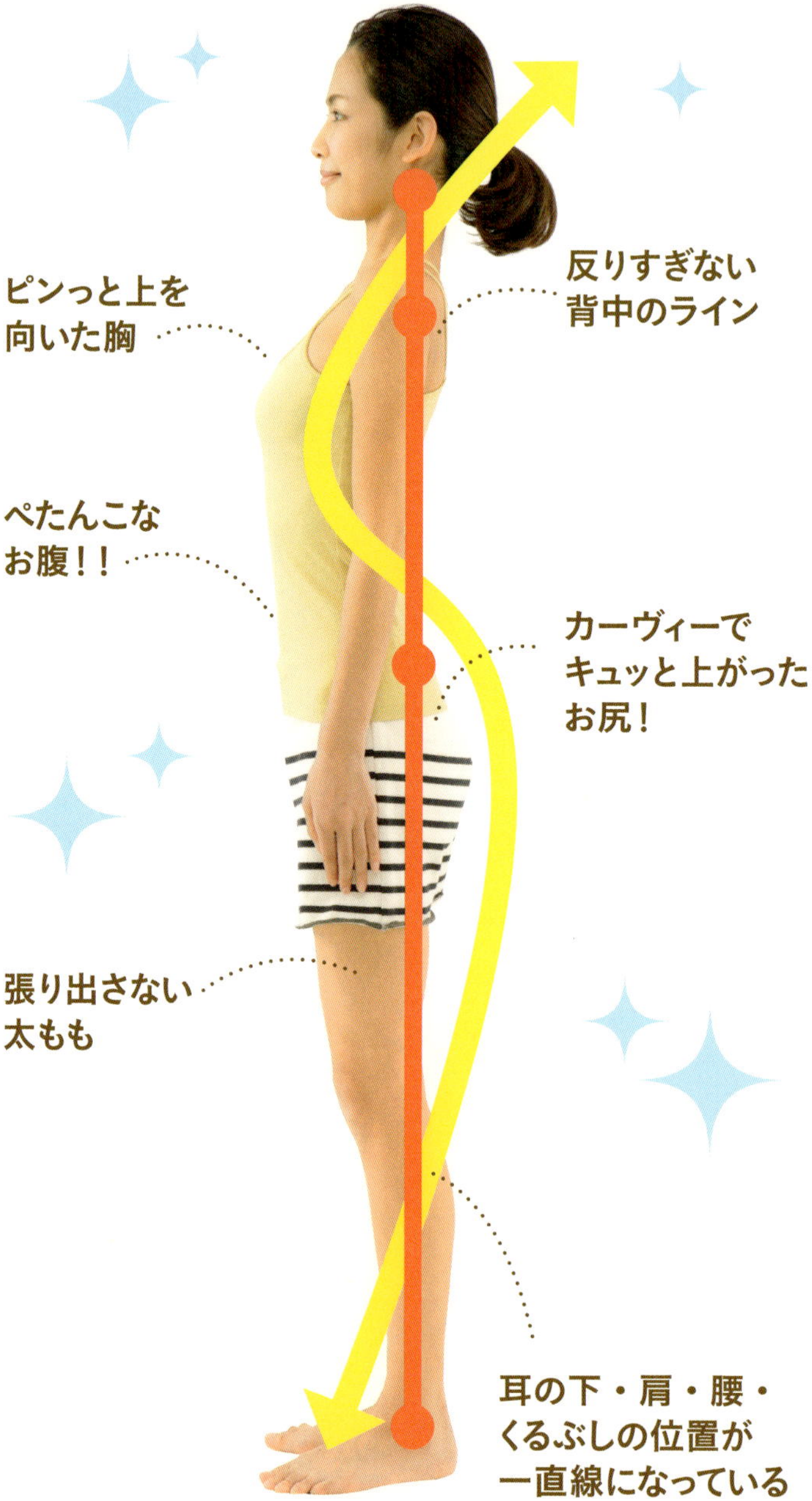
ピンっと上を
向いた胸
反りすぎない
背中のライン
ぺたんこな
お腹！！
カーヴィーで
キュッと上がった
お尻！
張り出さない
太もも
耳の下・肩・腰・
くるぶしの位置が
一直線になっている

これが理想のマーメイドライン！

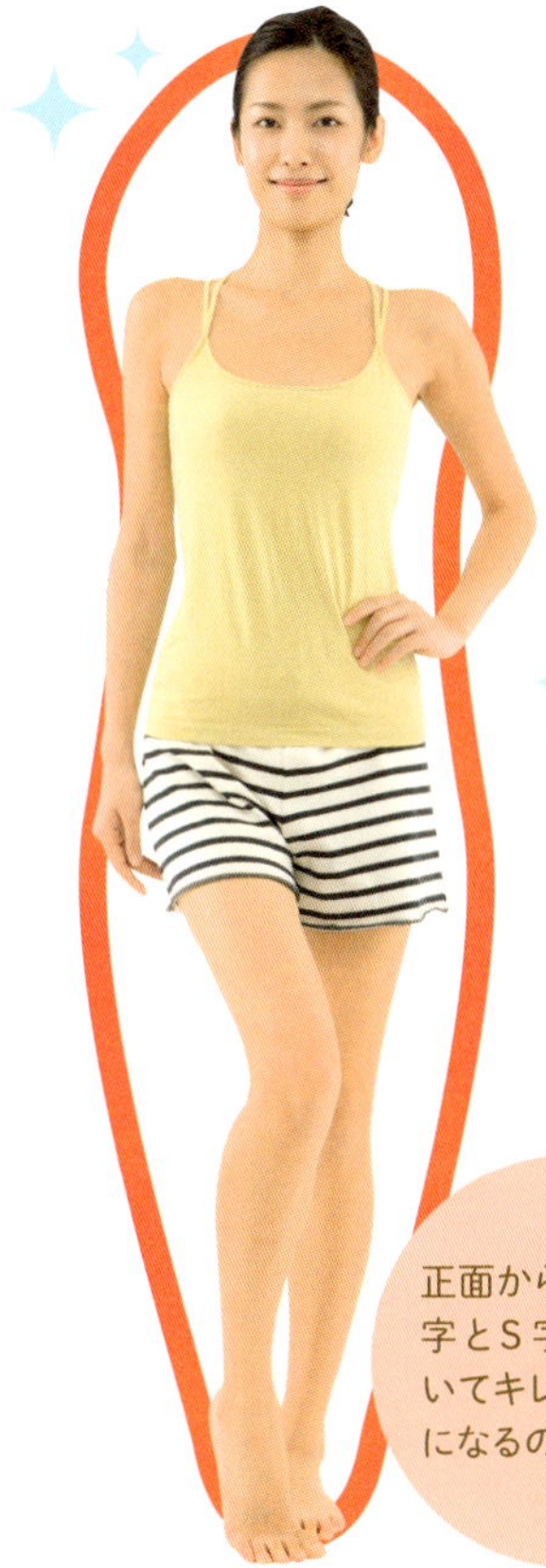

正面から見ると、S字とS字がくっついてキレイな8の字になるのが理想。

まちがいマーメイドライン多し！

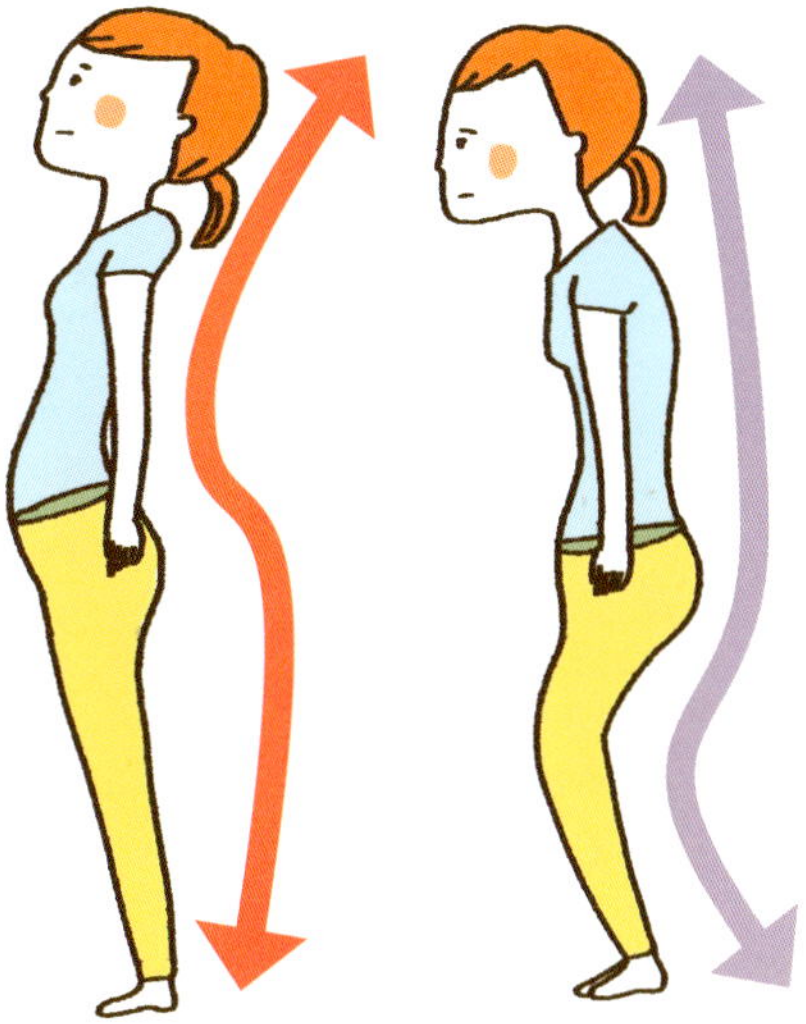

ゆがんだS字のマーメイド

バストよりお腹のほうが出てしまい、バランスをとろうとお尻が出てしまい、反り腰ぎみに。

猫背の逆S字マーメイド

下腹ぽっこりをかくしたいのか、背中が丸まって猫背に。お尻が下に下がり、ひざは曲がっている状態。

年齢とともにどんどんゆがんだS字に！

「美人だな」と思われる理想的な美しいシルエットのカギとなるのが、横から見たときにしなやかなS字を描いているマーメイドラインです。まず耳の下、肩、腰、くるぶしが一直線になっていること。その上で、バストが肩とひじの中間の高さにつんと引き上がり、お尻もキュッと上がった状態が目指すべきS字マーメイドラインです。

　しかし、年齢とともに、逆S字マーメイドやゆがんだS字のマーメイドになりがち。これは多くの女性が持つ悩みです。この悩みに共通するのがぽっこりと出た下腹。次は下腹ぽっこりの原因を探っていきましょう。

美マーメイド
になりたい!

下腹ぽっこりの原因は…骨盤のゆがみ&開き!

下腹ぽっこりのシルエットブス

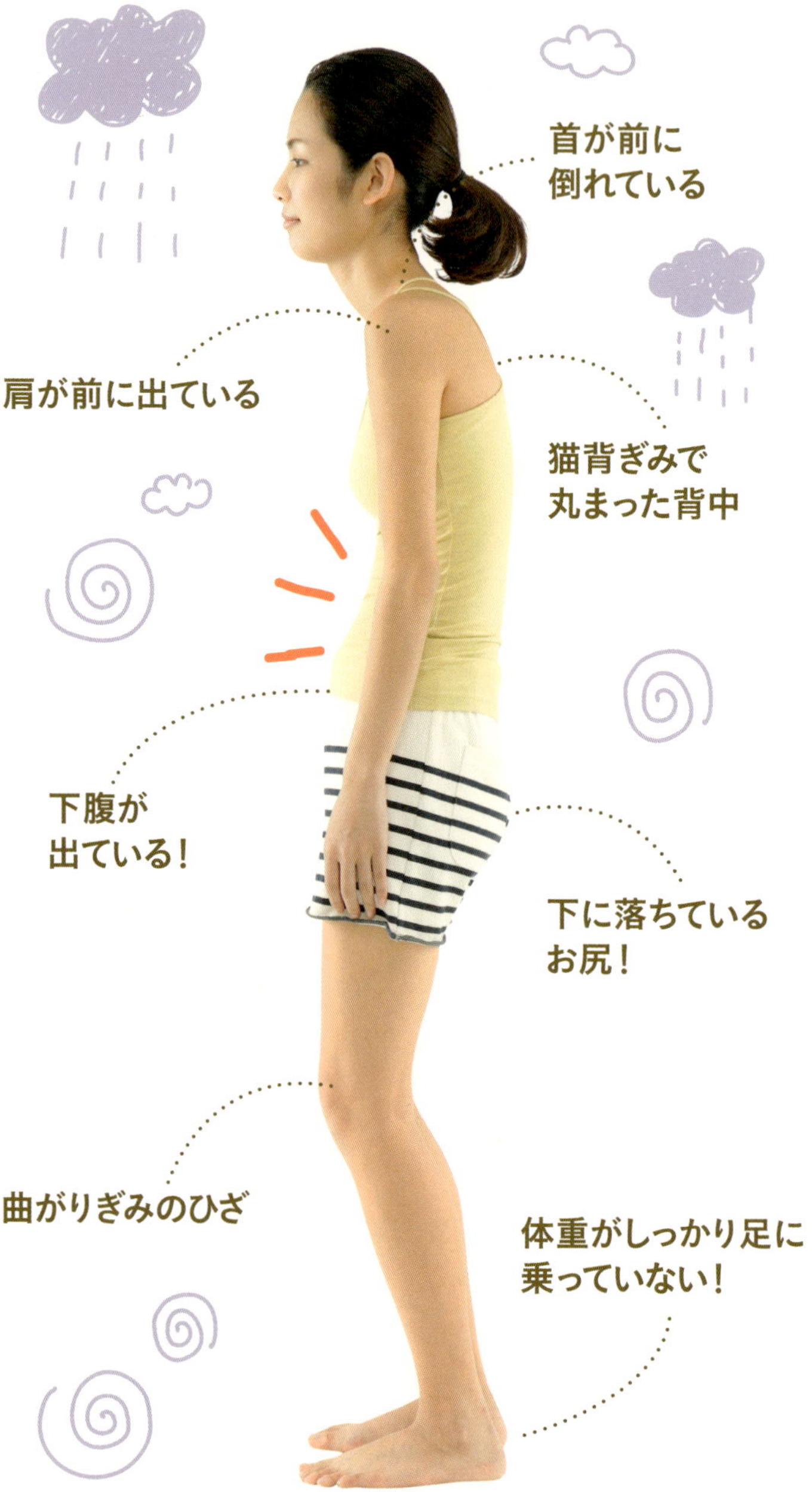
首が前に
倒れている
肩が前に出ている
猫背ぎみで
丸まった背中
下腹が
出ている!
下に落ちている
お尻!
曲がりぎみのひざ
体重がしっかり足に
乗っていない!

〈骨盤のゆがみ・開きで内臓の位置が下がる!?〉

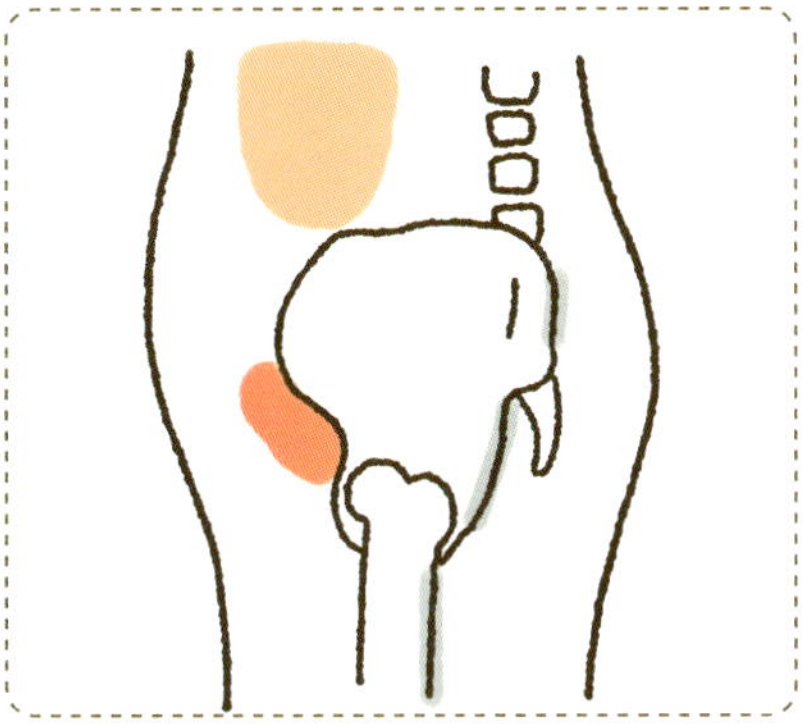

骨盤が正しい状態にあると…

骨盤がまっすぐに立ってしまっていて、
内臓や子宮の位置も正しくすっきりしている。

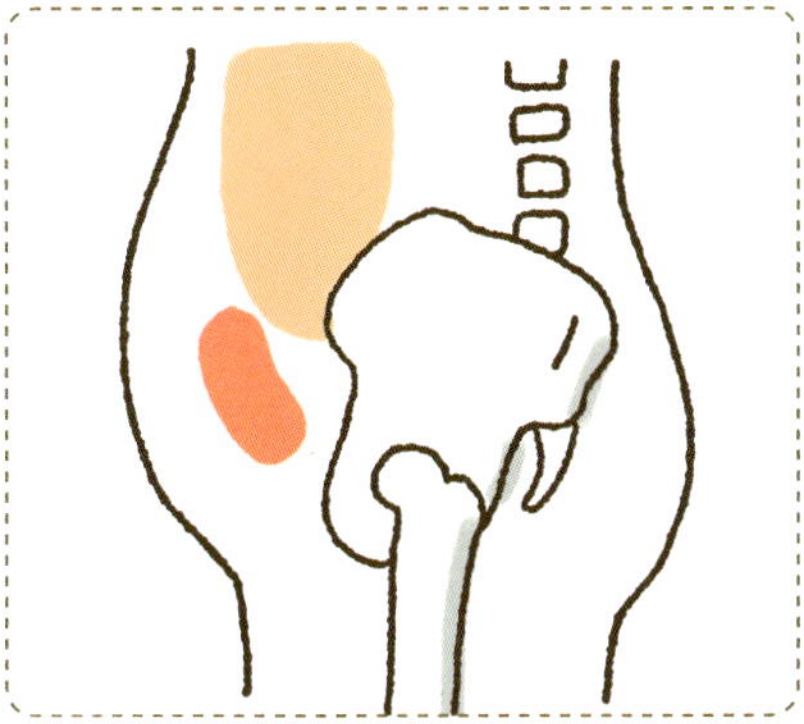

骨盤がゆがんで開いていると…

内臓をしっかりと支えることができなくなり、
内臓、子宮が下がり押し出された状態の下腹に。

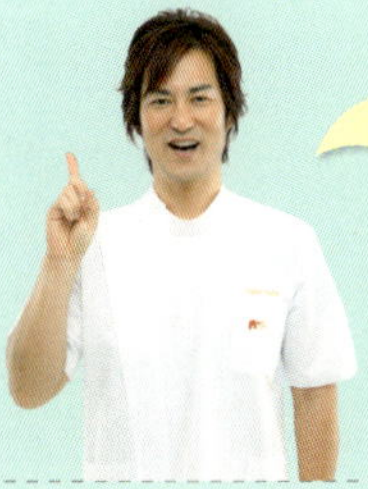

座っているだけでも
ゆがみ・開きは生じる！

立っているときに骨盤にかかる負荷を100%とすると、意識していなくても座るだけで140%、作業をすると180%に負荷が増加するのです。

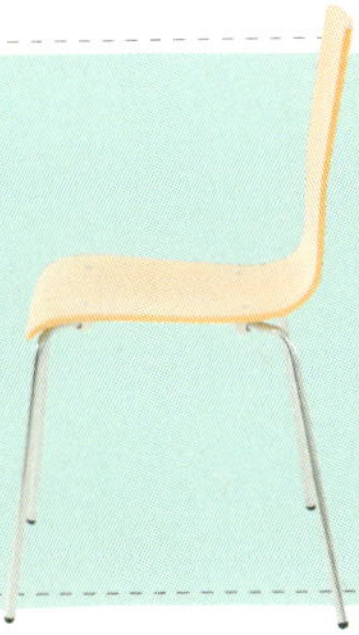

年齢とともに骨盤はどんどんゆがんで開く

そもそも、なぜ下腹が出てきてしまうのでしょう。

それは、年齢とともに骨盤がゆがみ、倒れて開くことで内臓の位置が下がるから（内臓下垂）。内臓や子宮が下がって前に出てくるため、下腹が目立つようになり、その結果、バランスの悪いシルエットになってしまうのです。

下腹が出る理由には、骨盤のゆがみ以外にも、基礎代謝の低下、むくみや冷え、筋力不足などさまざまです。ただ、下腹がぽっこりと前に出ることで内臓や子宮などが冷えて代謝が悪くなり、冷えを防ぐために脂肪がついていくため、やはり骨盤のゆがみ・開きが悪循環のもとになっているのです。

それなら答えは簡単！

諸悪の根源はゆがみ&開きだから…
骨盤を立ててしめる！

立てる

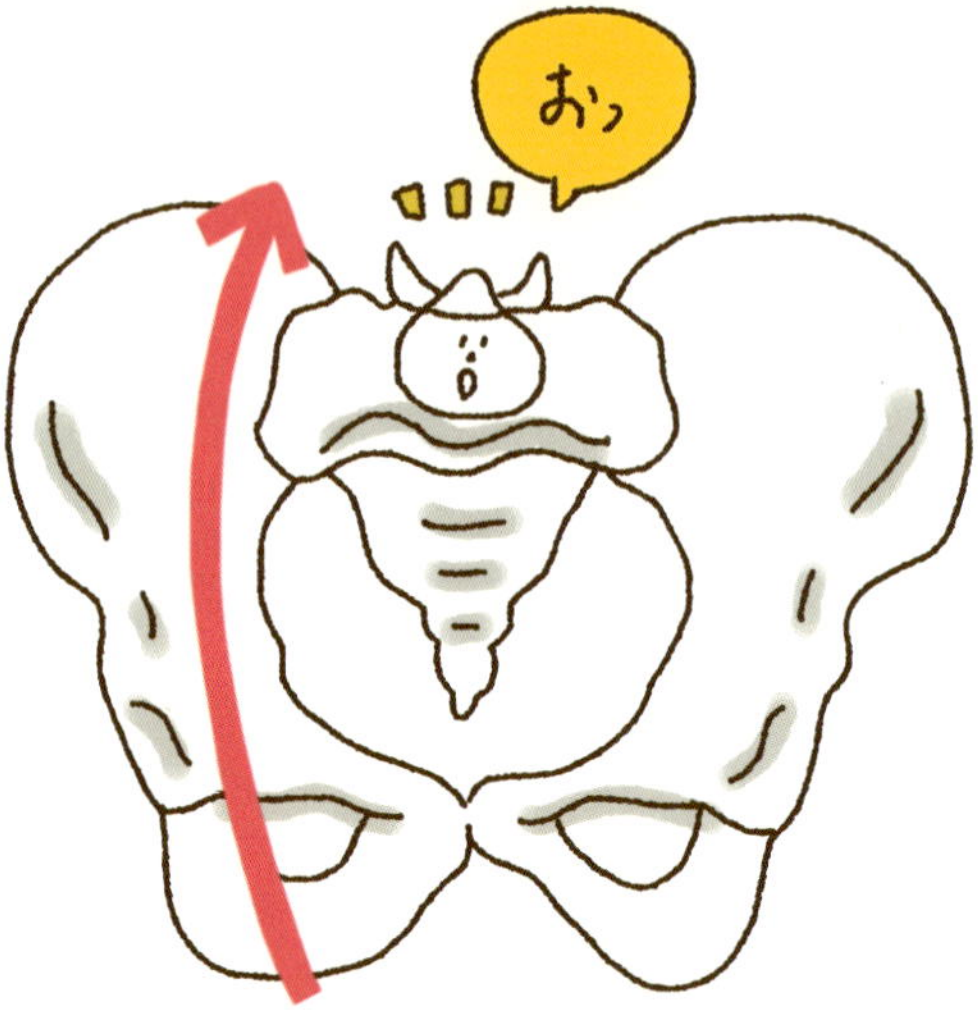

しめる

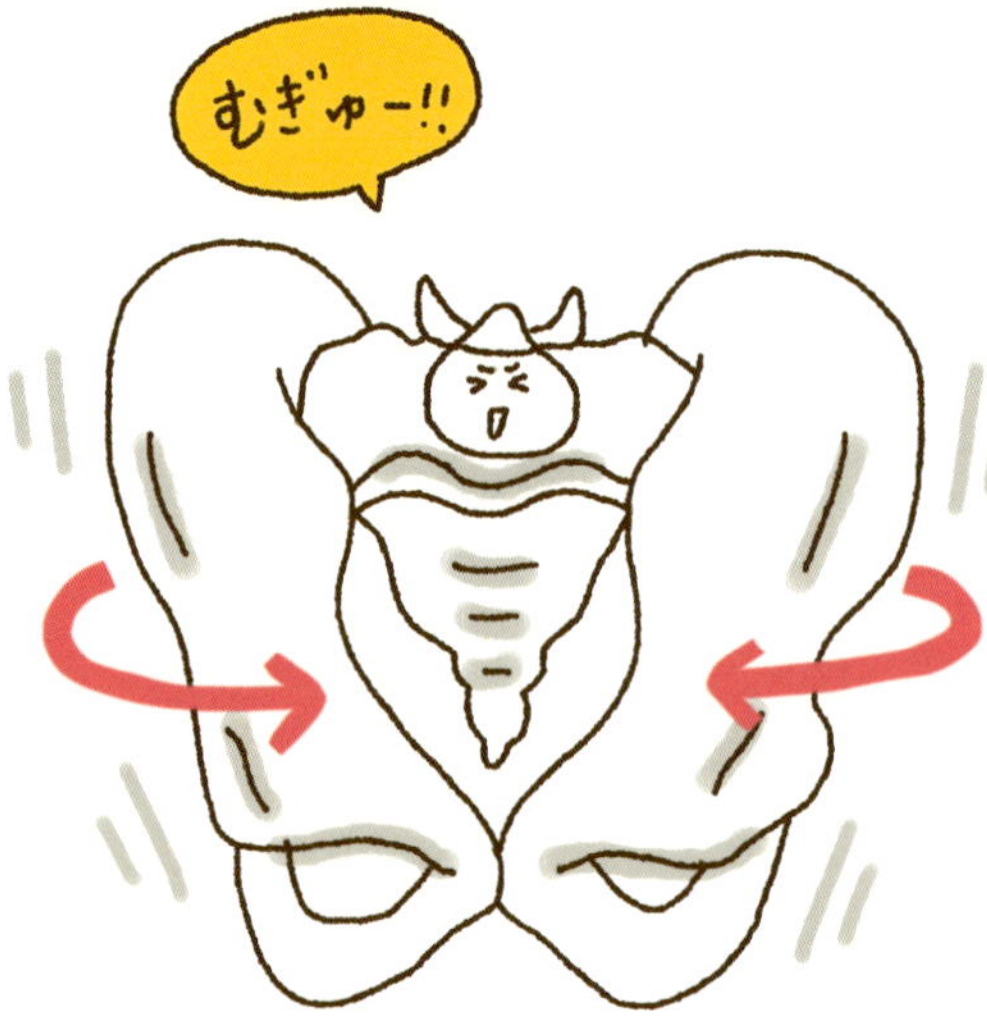

〈 立てる、しめるで見た目が変わる！ 〉

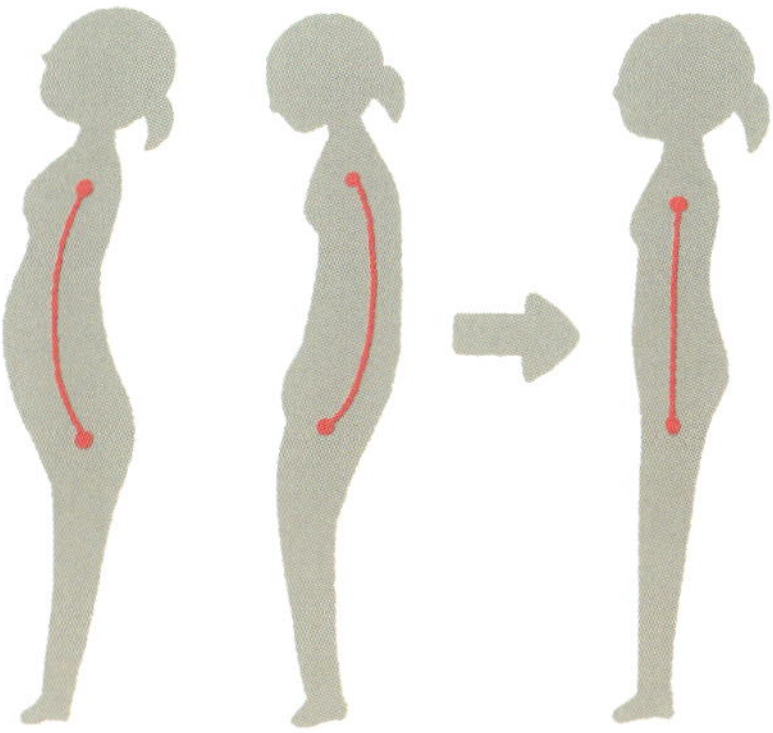

骨盤を立てて体がまっすぐになると…
ゆがんだＳ字の曲がったラインを伸ばすと、
まっすぐでほっそりとしたシルエットに！

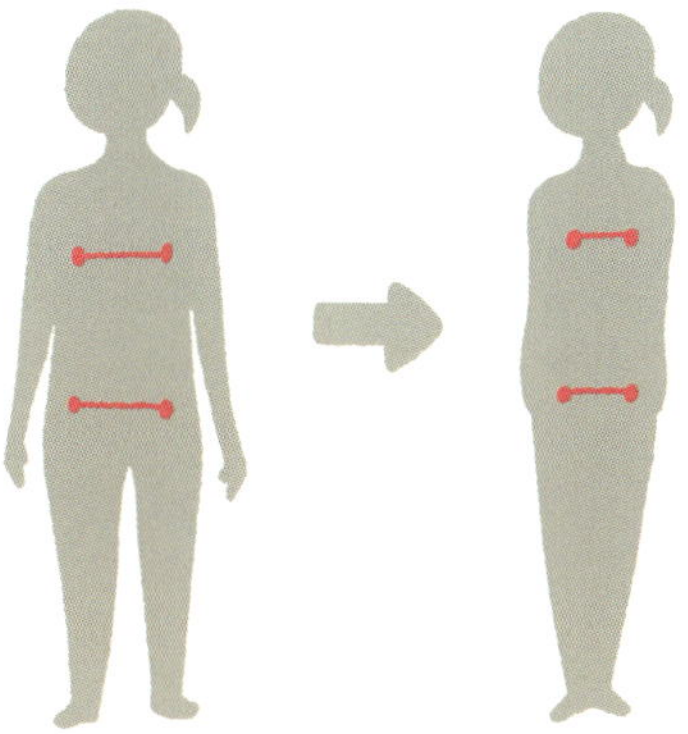

骨盤をしめて体がキュッとしまると…
しめた分だけ正面から見た体の幅が
キュッと狭くなり、ほっそりとしたシルエットに！

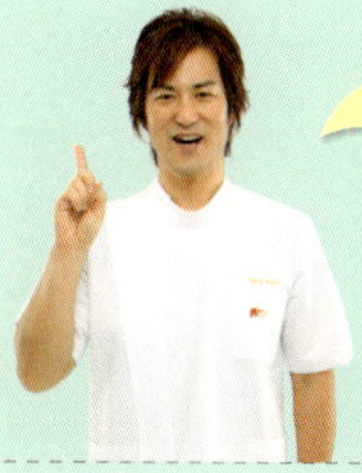

「上半身の骨盤」と言われる肩甲骨も意識しよう！

骨盤と同じように上半身を支えているのが肩甲骨。肩甲骨も立ててしめることで、背中がすっきりとして、上を向いたきれいなバストラインができます。

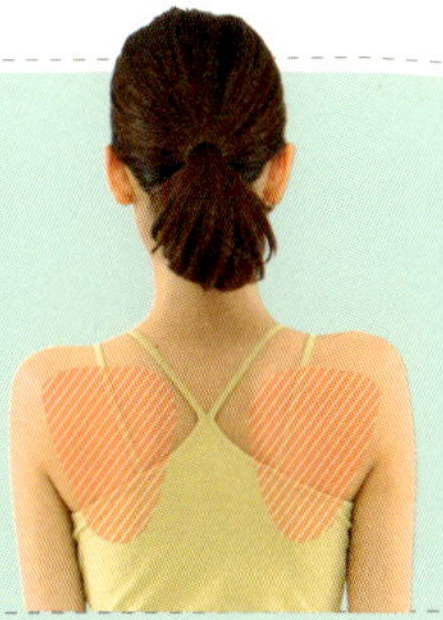

骨盤を正しい位置に整え体の不調ともさよなら！

骨盤のゆがみや開きによって生じる下腹ぽっこり。美しいシルエットに近づくためには「骨盤を整える」ことが重要ということがわかりました。

骨盤がゆがみ、前後に倒れたり左右に上下差が出ている人は体のバランスが悪いので「骨盤をまっすぐに立てる」。骨盤が開き、腰回りの幅が広がっている人は、「骨盤をしめる」。そうすることで下腹がへこんでいきます。

内臓が正しい位置に戻ると、ゆがみがなくなって血行がよくなり代謝もアップ。無駄な脂肪も減っていきます。冷え性や便秘改善など、慢性的な不調にも「骨盤を立ててしめる」ことが大切です。

あなたの骨盤大丈夫？

ゆがんでる？開いてる？骨盤チェックに挑戦！

骨盤チェックの方法

1

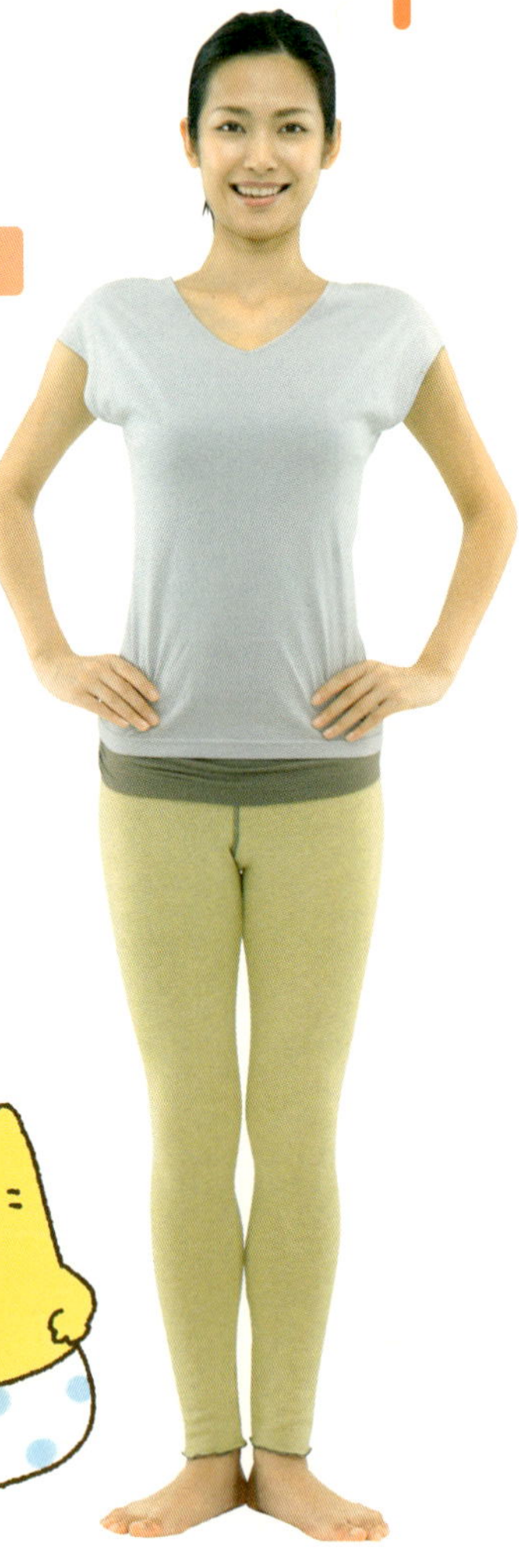

かかとをつけて
つま先を 90°に開く

2

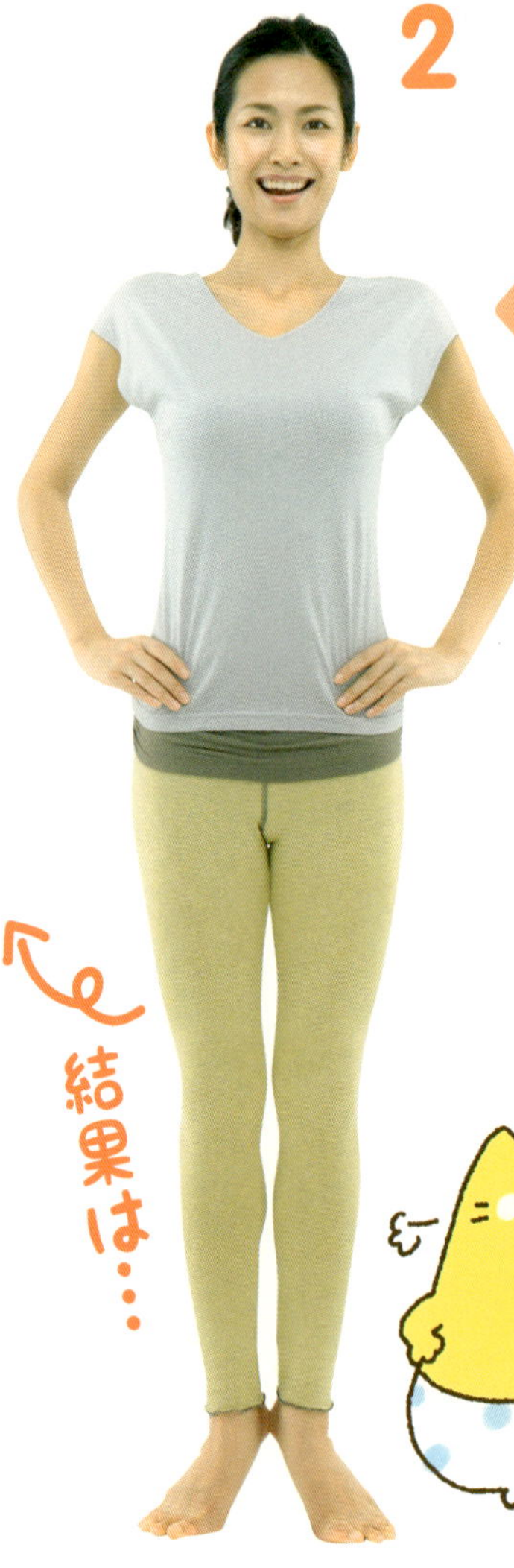

かかとをつけたまま、
つま先立ちをする

結果は…

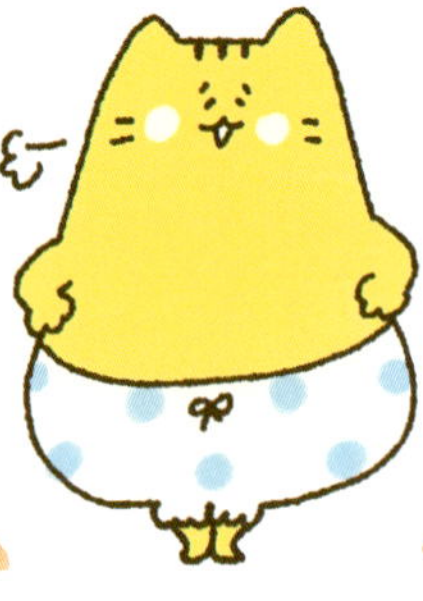

かかとが離れる

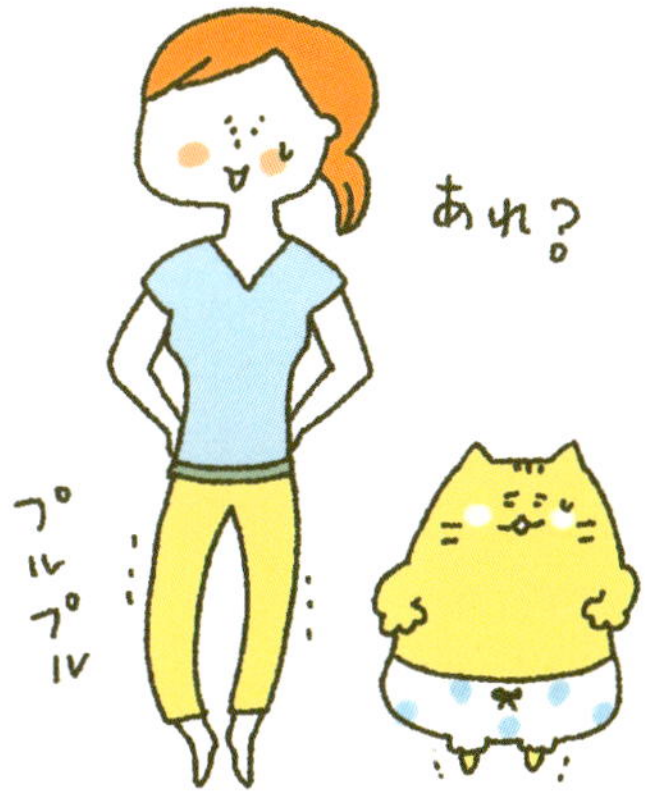

骨盤が開いている！

かかとが離れる人は骨盤が開いています。開いたままにしておくと、内臓がどんどん下がり、将来、尿漏れの原因にも！

左右にふらふら

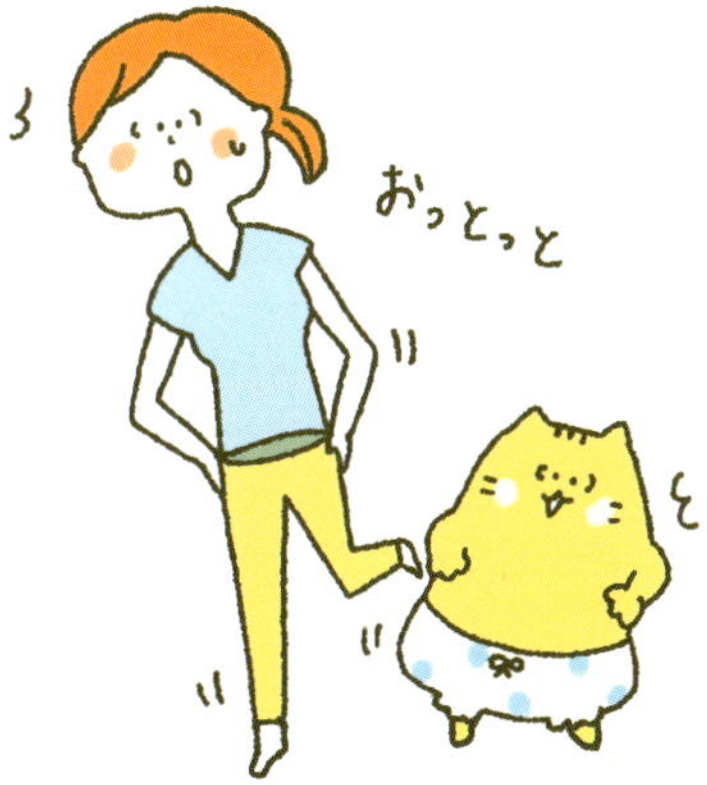

骨盤がゆがんでいる！

つま先立ちになったときに左右に上体がゆれる人は、骨盤が左右対称ではなくゆがんでいる証拠。

プラス 肩甲骨チェック

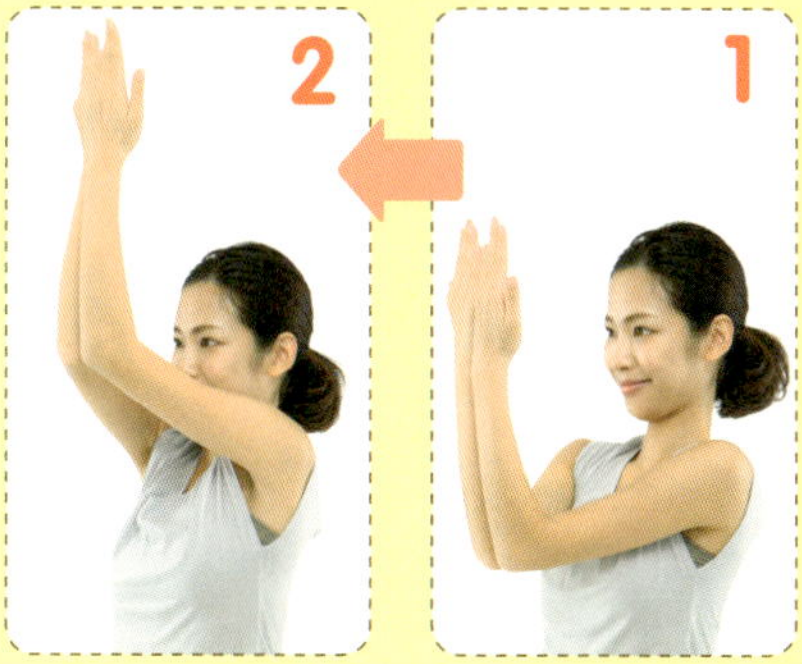

1 胸の前でひじから指先までをくっつける。

2 ひじをくっつけたまま、ひじがあごの上にくるように垂直に引き上げる。

肩甲骨の可動域をチェック！

ひじがくっつかない人は肩甲骨がかなりカタく、上がらない人は肩甲骨の可動域が狭くなっている証拠！

前後にぐらつく

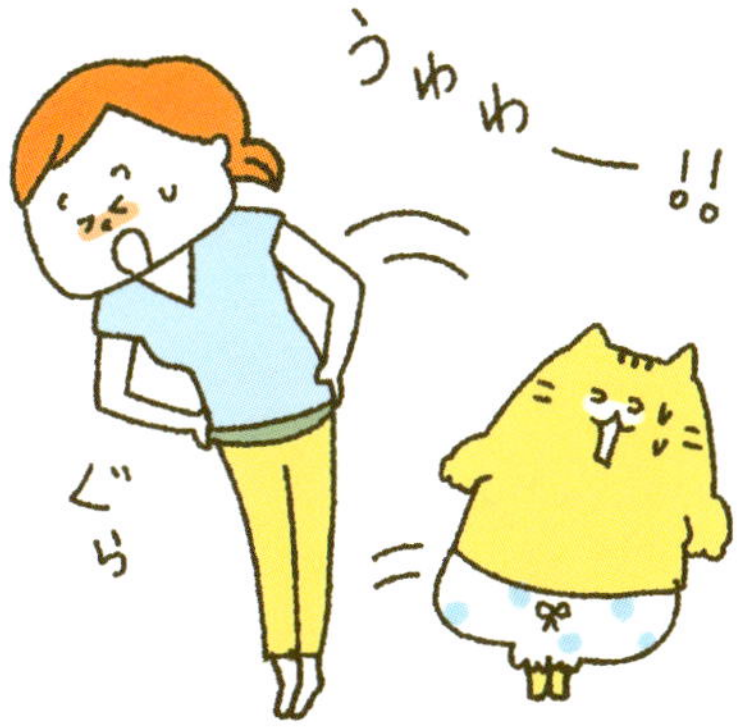

骨盤が前傾、後傾している

前に倒れる人は骨盤が前傾、後ろに倒れる人は後傾している証拠。これも下腹が出る原因になります。

立てるって？しめるって？骨盤の動きを意識しよう

自分の骨盤はどこ？？

自分の骨盤の位置、わかるかな？

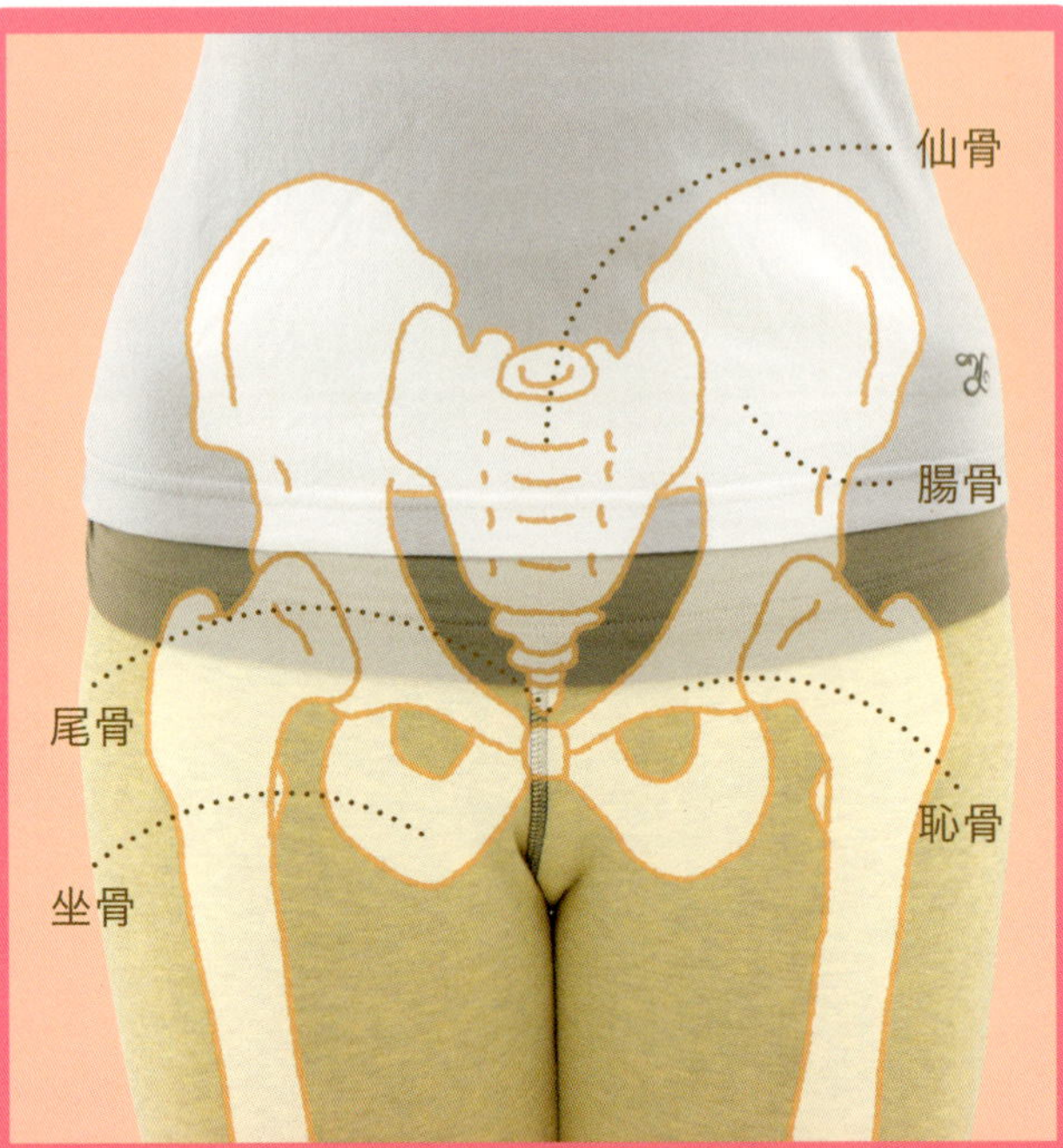

骨盤は全身の中心にあり、膀胱、子宮、直腸などを囲みながら上半身と下半身を支える大切な役割をしています。

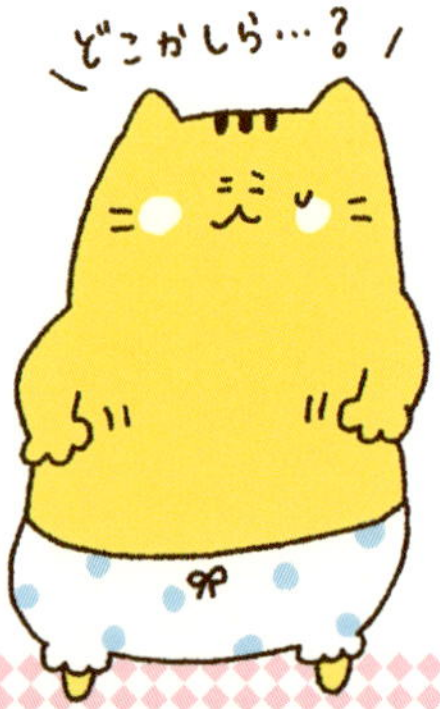

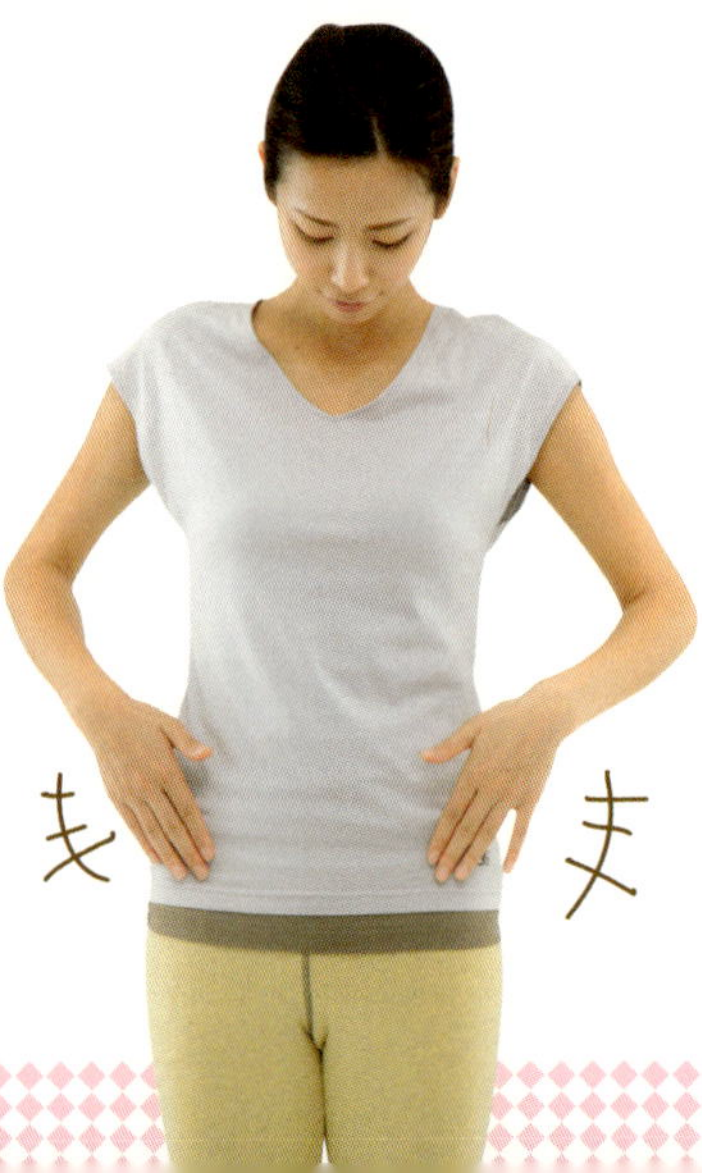

骨盤を触りながら
「立てる」「しめる」を意識してみよう。
これだけで姿勢も伸びます！

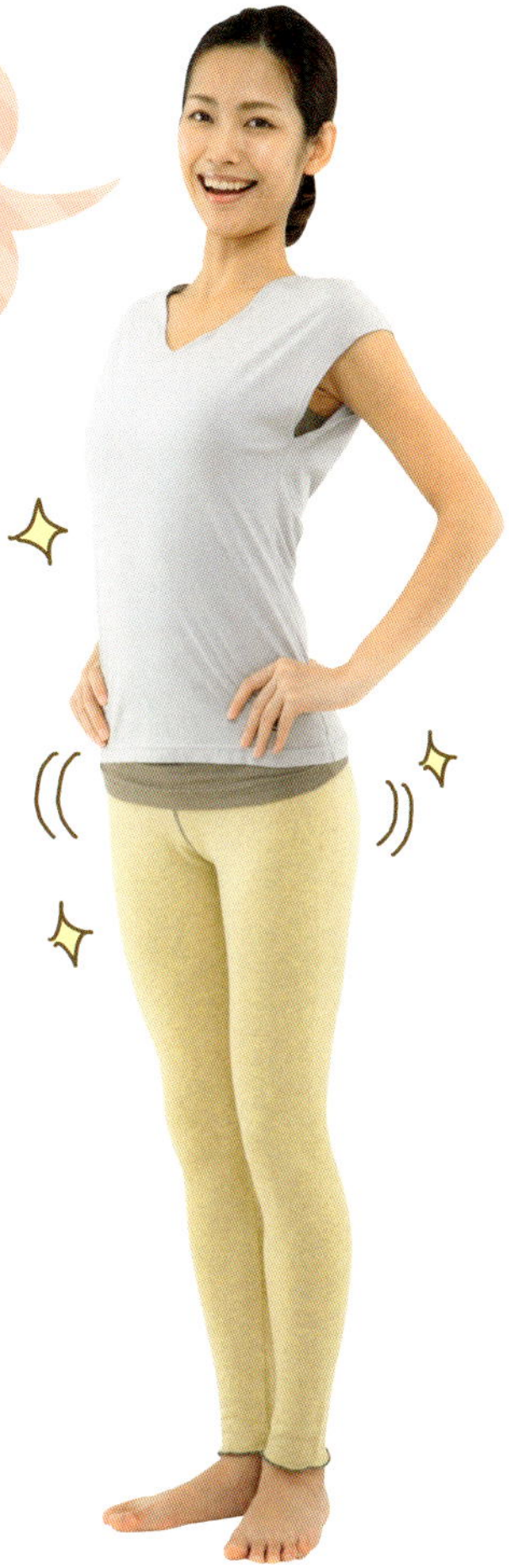

〈 座ってわかる骨盤の動き! 〉

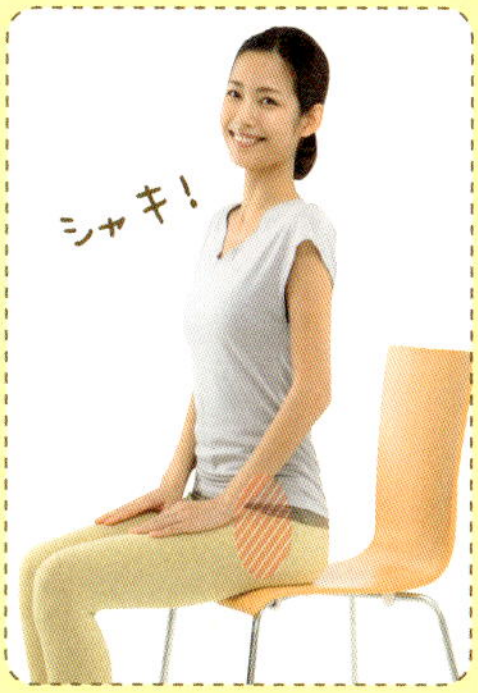

イスに浅く座ると
骨盤が立つ!!
浅く座ることでお尻や背中が自立して、骨盤もまっすぐに立った正しい状態になります。

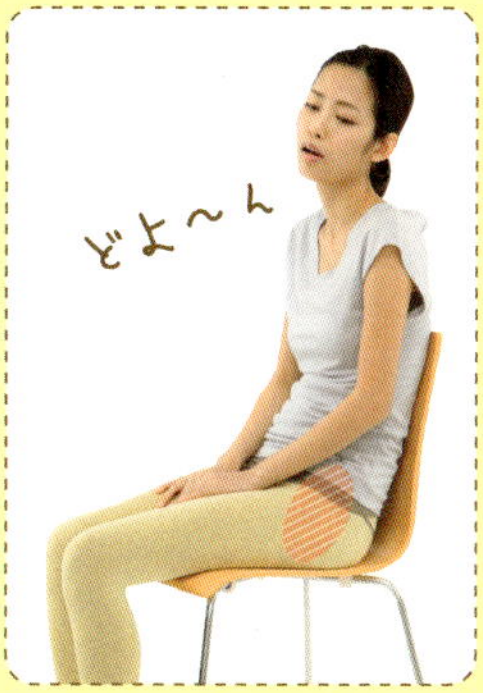

イスに深く座ると
骨盤が倒れる!!
背もたれにもたれかかりながら深く座ると、お尻が後ろに傾き、骨盤も倒れた状態になります。

骨盤の状態を理解して効果を実感！

ゆがんで開いてしまった骨盤が正しい状態に戻ると、ウエストの位置が上がり、下腹がすっきりとし、脚も長く見えます。

自分の骨盤の位置を探り、現状を理解しておきましょう。触ってみるのと同時に、見てみることも重要。骨盤の状態は人によってさまざまです。ぽこっとお腹の両側に骨盤の骨の先が出ている人や、飛び出すぎて痛い、という人もいます。こういうタイプはやはり骨盤が開いていたり、前傾しているということになります。

よく触って、よく見て、意識して動かしてみる、自分の骨盤を意識するだけでもキレイな姿勢がとれるようになります。

つまり、こういうこと！

シルエット美人をつくるのは体重よりも見た目です！

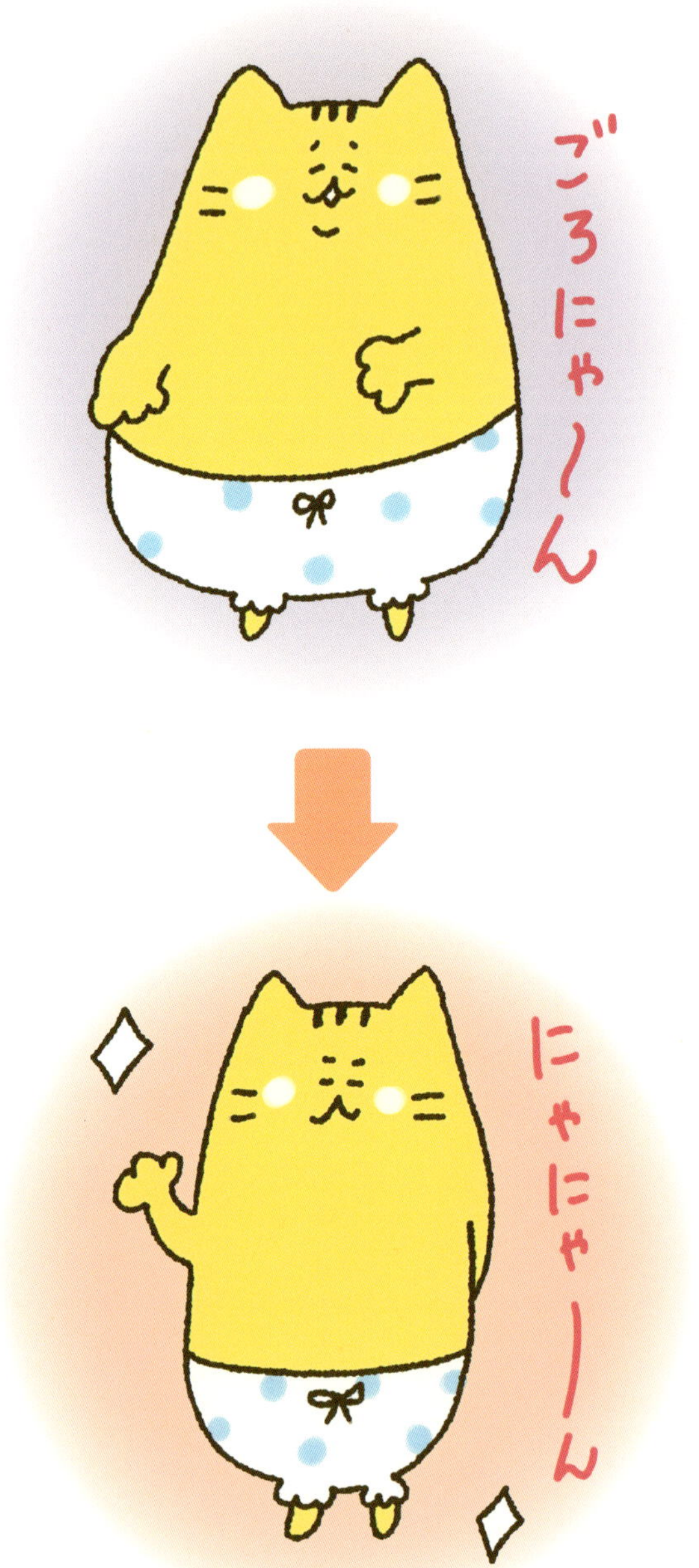

下腹ネコちゃんも「立てる」「しめる」で
ほっそりネコちゃんに変身！

〈 骨盤の位置を正して、筋肉を正しく寄せる! 〉

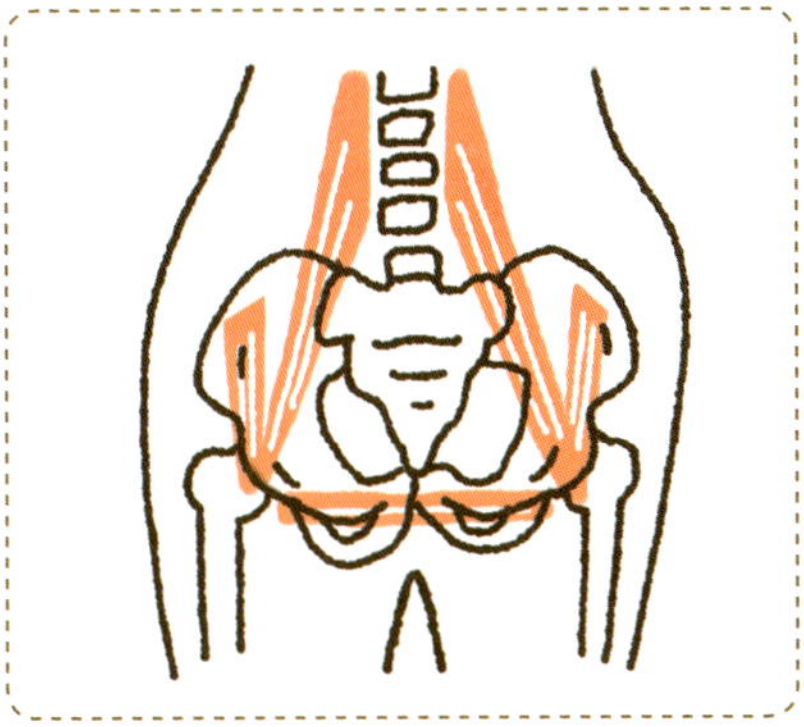

筋肉と骨が寄り添っている

骨盤を支える筋肉がしっかり寄り添って骨盤をしめている状態

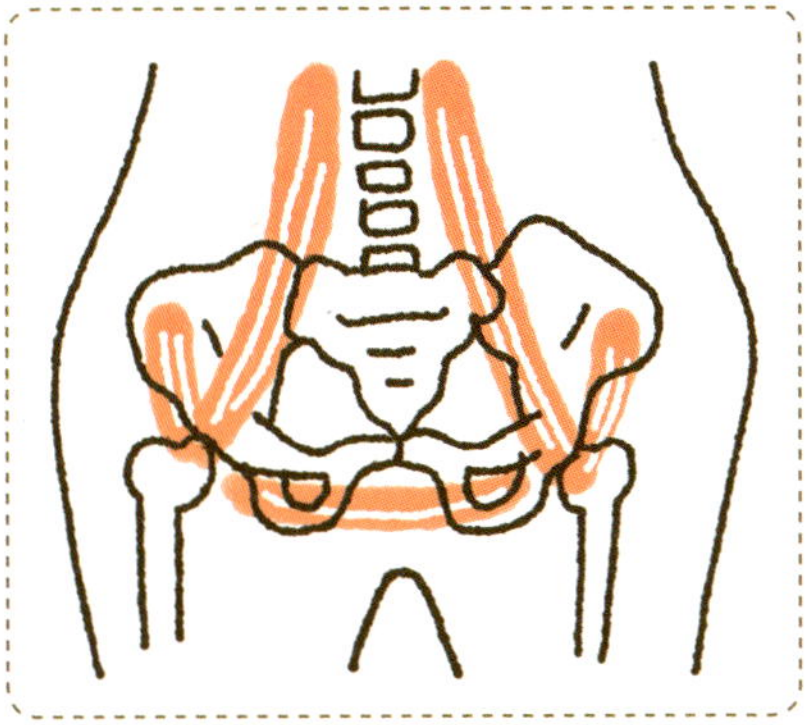

筋肉と骨が寄り添っていない

筋肉がぴったり寄り添っていないため、骨盤が開きゆがんでいる状態

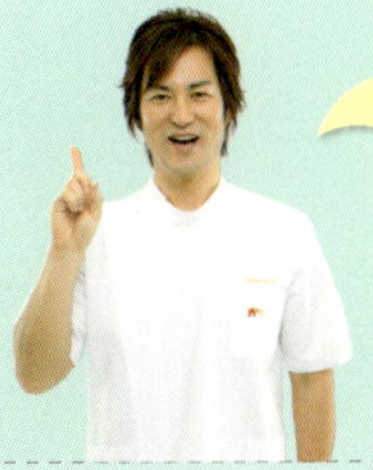

骨盤を細く小さくするわけではありません!

立ててしめても、骨の大きさ自体は残念ながら変わりません。ただ、骨盤を正しい状態に戻すだけで見た目も思っている以上に変化していきますよ!

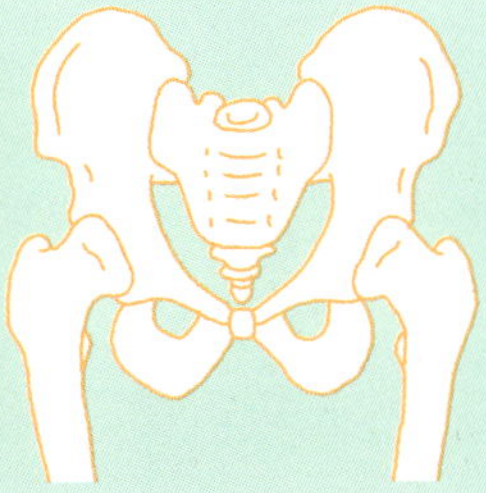

お腹を引き上げて肉を縦に伸ばす!

体重を減らすだけでは、見た目のバランスは変わりません。前述した内臓下垂を改善するのと同様に、横に広がりがちな肉(脂肪)を縦に伸ばしていくことが大事です。

骨盤を立ててしめて、骨を整え、骨格に筋肉(インナーマッスル)が寄り添っていくと、脂肪の位置や形も変わっていきます。体重を減らすことに躍起になるのではなく、「細くキレイに見せる」ことを追求するほうが健康的ですし、ストレスもありません。

ただ、骨盤は継続して整えていかないとすぐにゆがんでしまいます。毎日骨盤を整えて美しいマーメイドラインを目指す、それが下腹ぺたんこポーズの目的です!

COLUMN 1

シルエット美人になるために、筋トレや有酸素運動は必要ない!?

シルエット美人になるためには、女性らしいしなやかなボディラインを手にすることが重要です。筋肉トレーニングや有酸素運動を重ね、いくら体重や体脂肪率を減らしても、骨格を正さなければ見た目のバランスはよくなりません。

大切なのは、骨格を整え、骨に近いインナーマッスルを鍛えること。普段、運動不足を自覚している人ほど、体のバランスが悪いまま生活していることが多いため、運動をすると、体への負担が大きく、ますますバランス悪く筋肉がついてしまうことがあるのです。

下腹ぺたんこポーズは「正しいフォーム」のチェックがしやすいので、間違った方法で続けていたというリスクが少ないメソッド。運動不足の人こそ、１日１分のポーズから始めてみませんか。

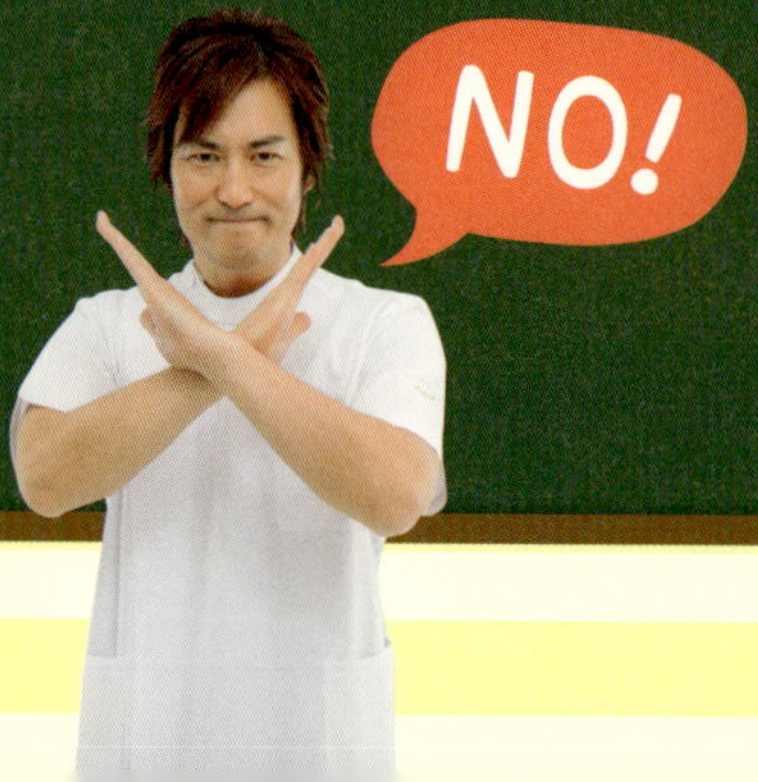

STEP

2

骨盤のゆがみを整える

下腹ぺたんこポーズ

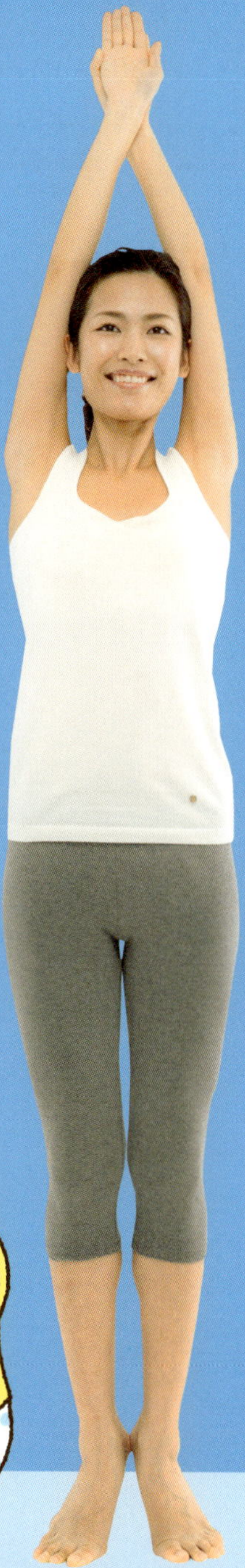

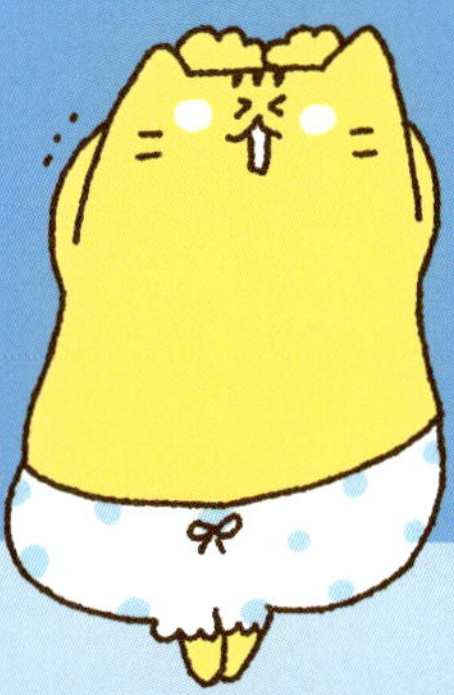

目指せ下腹ぺたんこ！

骨盤のゆがみが、体にとっていかに大敵かわかってきましたね？　それでは、骨盤を立ててしめるための、下腹ぺたんこポーズを実践していきましょう！

まずは魅力を
紹介！

下腹ぺたんこポーズは1日1分
基本はこの1ポーズ!!

とにかく「簡単」!!

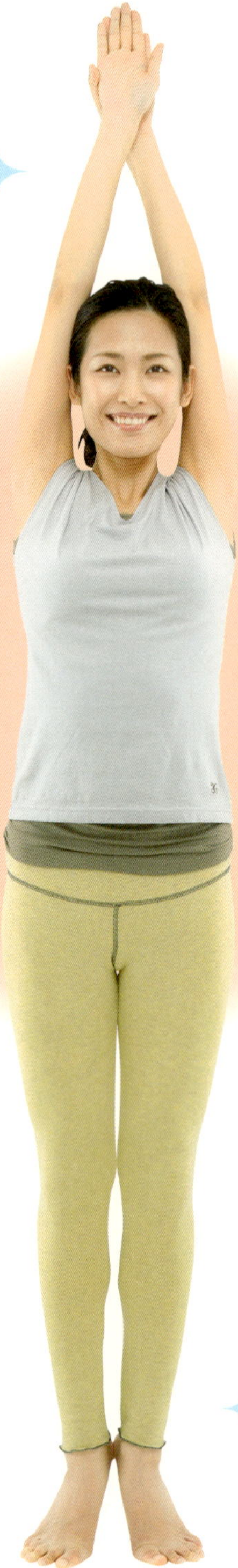

下腹ぺたんこポーズはメリットがいっぱい！

効果が確実！

いつでも
どこでもできる！

1日1分
1ポーズ！

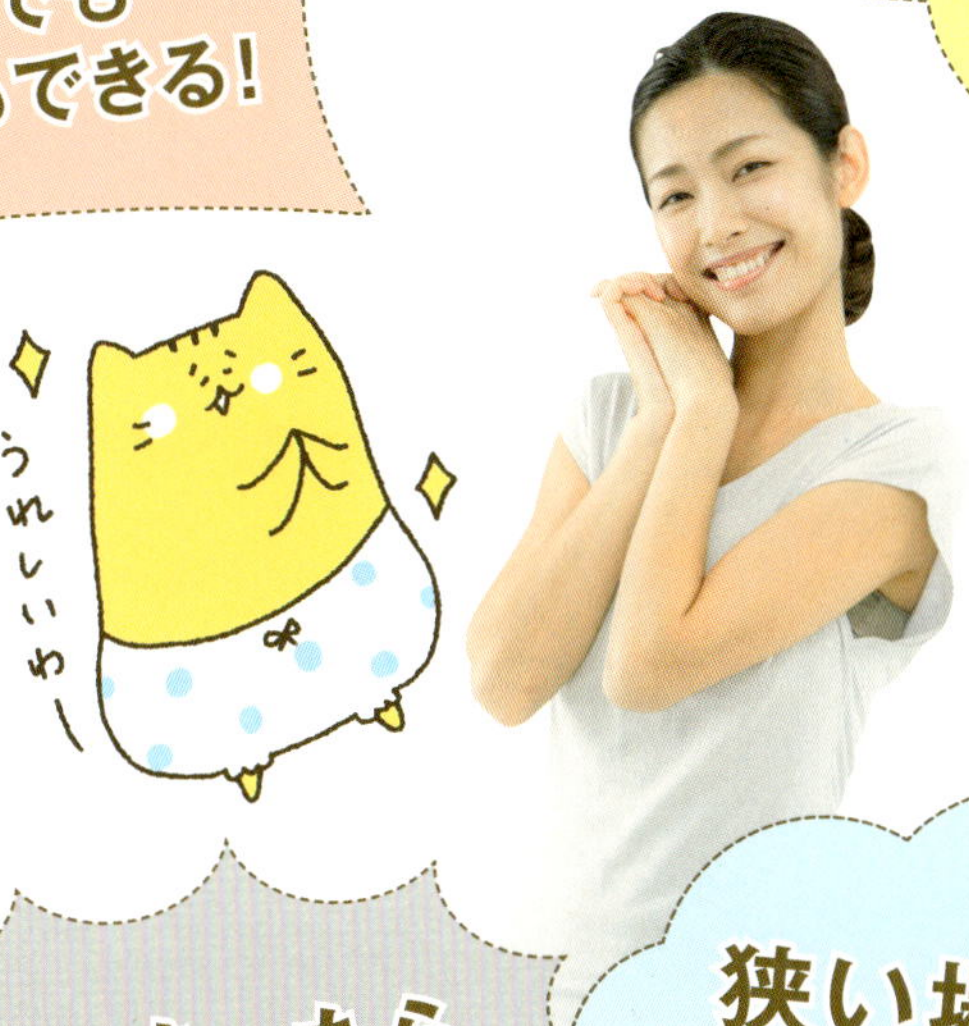

間違えない！

くり返し
できる！

思いたったら
すぐできる！

狭い場所でも
できる！

チェックポイントも簡単！続けやすさに意味がある

STEP1で説明した下腹ぽっこりの原因となる骨盤のゆがみ・開き……。そもそも人は、右に回転しながら生まれてくるため、9割以上の人は、もともと右上がりの骨盤になっています。さらに年を重ねていくと、どんどんゆがんでいくため、骨盤は毎日継続して整えていきたいもの。

そこで下腹ぺたんこポーズは、とにかく簡単に、毎日行うことを目標に、続けるのが苦にならない1日1ポーズのみを基本にしています。間違ったやり方のまま続けていた、ということがないように、チェックするポイントもわかりやすくなっているので、誰でもすぐに実践できます。

準備編 ①

鏡で自分を見てみよう シルエットをチェック

シルエット美人への道は、
まず自分を知ること!

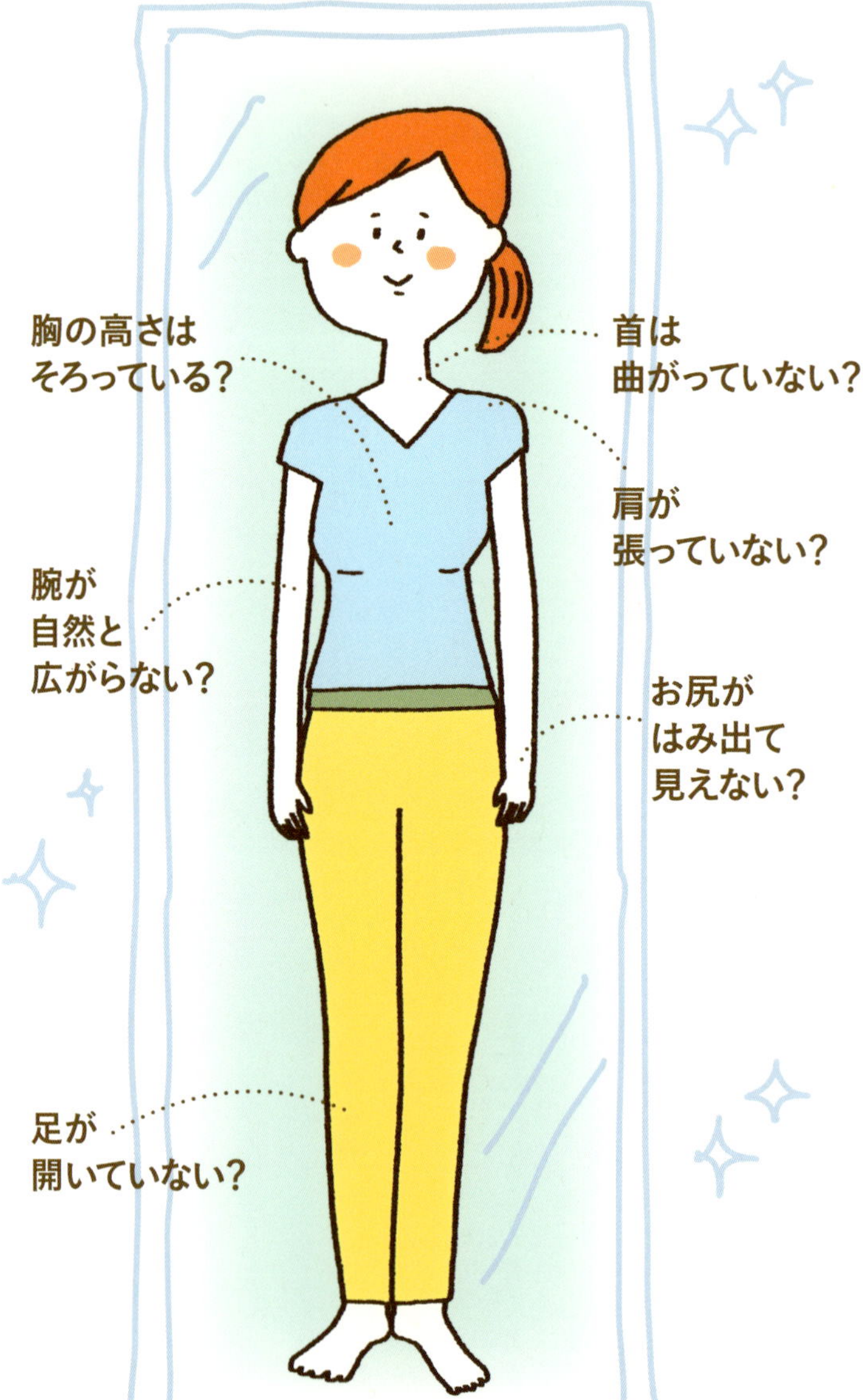
胸の高さは
そろっている?
首は
曲がっていない?
肩が
張っていない?
腕が
自然と
広がらない?
お尻が
はみ出て
見えない?
足が
開いていない?

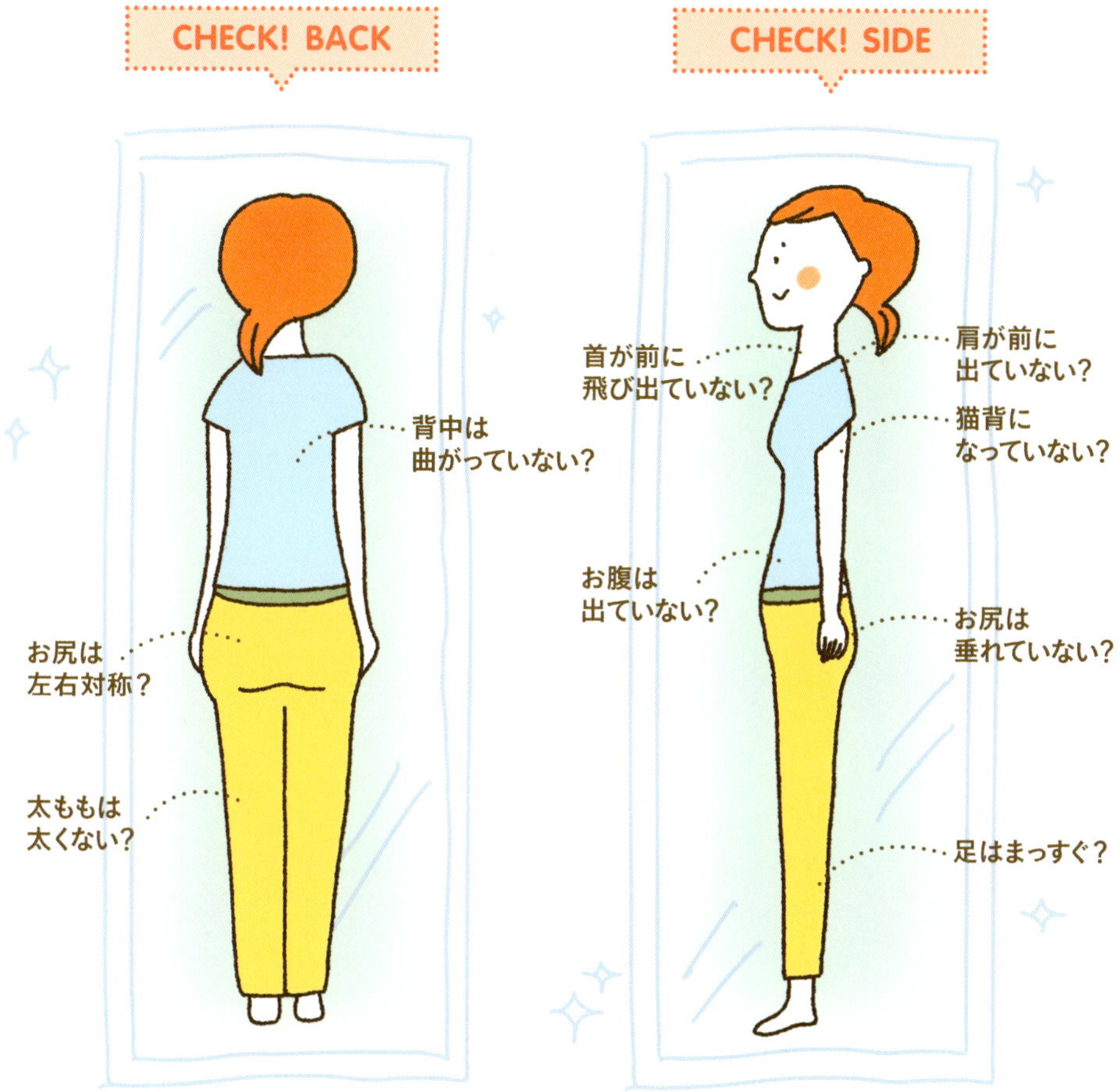
CHECK! BACK
背中は
曲がっていない？
お尻は
左右対称？
太ももは
太くない？
CHECK! SIDE
首が前に
飛び出ていない？
肩が前に
出ていない？
猫背に
なっていない？
お腹は
出ていない？
お尻は
垂れていない？
足はまっすぐ？

正面、横、背面 すべての姿勢を確認

下腹ぺたんこポーズを始める前に、まずは現状を把握しておくこと！　自分の姿を鏡でチェックし、立ち方、姿勢のクセを確認しましょう。

まずは正面から見て、お尻が左右にはみ出ていないかなどをチェック。つぎに横向きの自分をチェックし、猫背や反り腰になっていないかを見ます。理想の正しい姿勢は前述したとおり、耳の下、肩、腰、くるぶしが一直線であること。胸より下腹が出ていたら「ゆがんだS字」の要注意シルエット。ひざが曲がったり、あごが出ていないかなども確認しましょう。

自分のクセを意識してからポーズを行えば、効果もぐっと高まります。

準備編

②

正しい呼吸法が成功のカギ！ 呼吸法を練習

鼻から吸って…

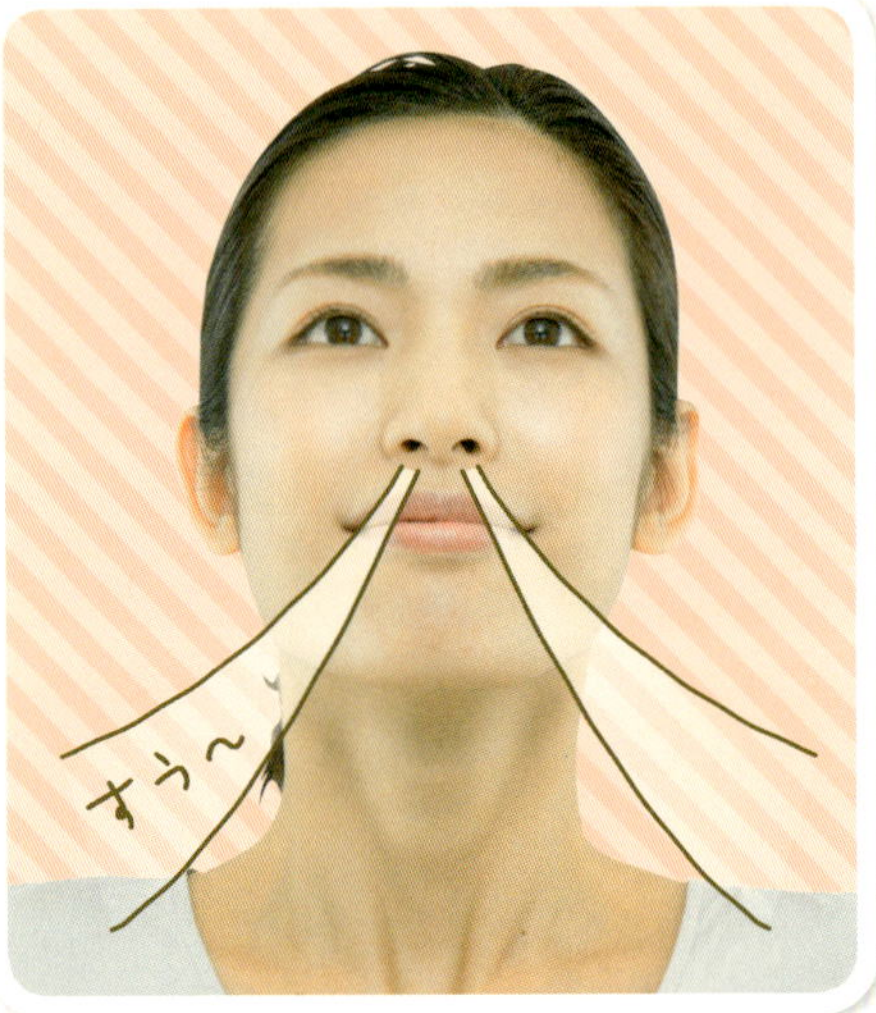

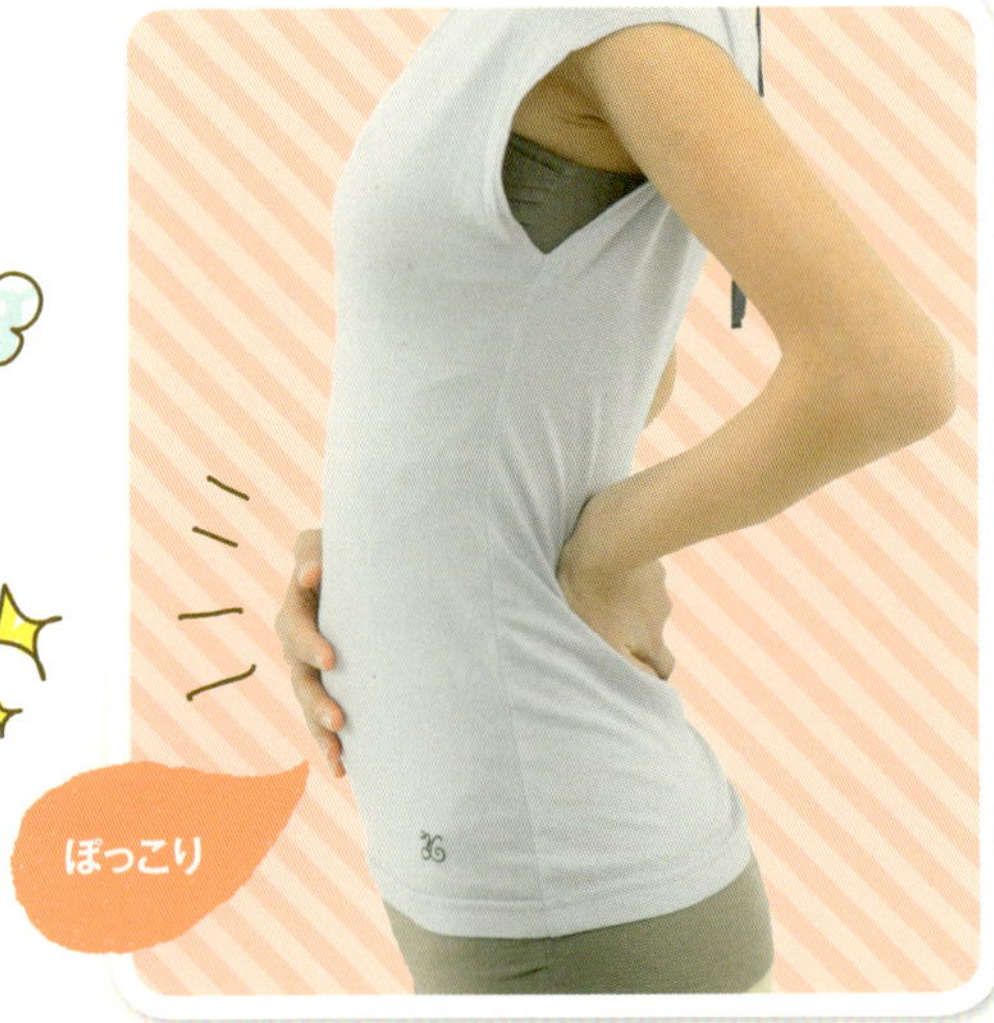

鼻から息を３秒で吸います

ラクな状態から、３秒かけて鼻から息を吸います。腹式呼吸をして、お腹をふくらませます。

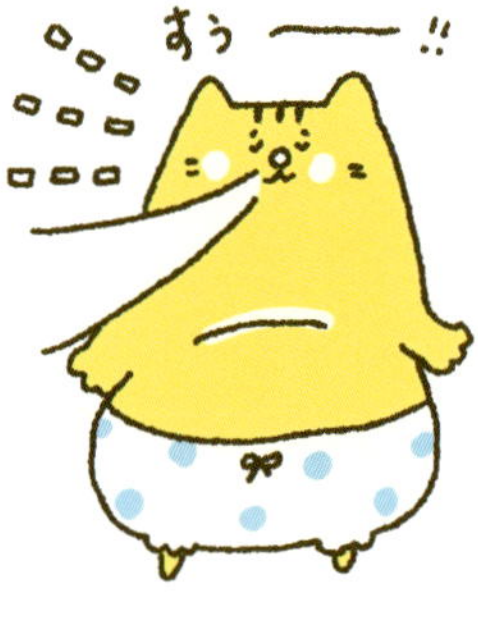

口から吐く!

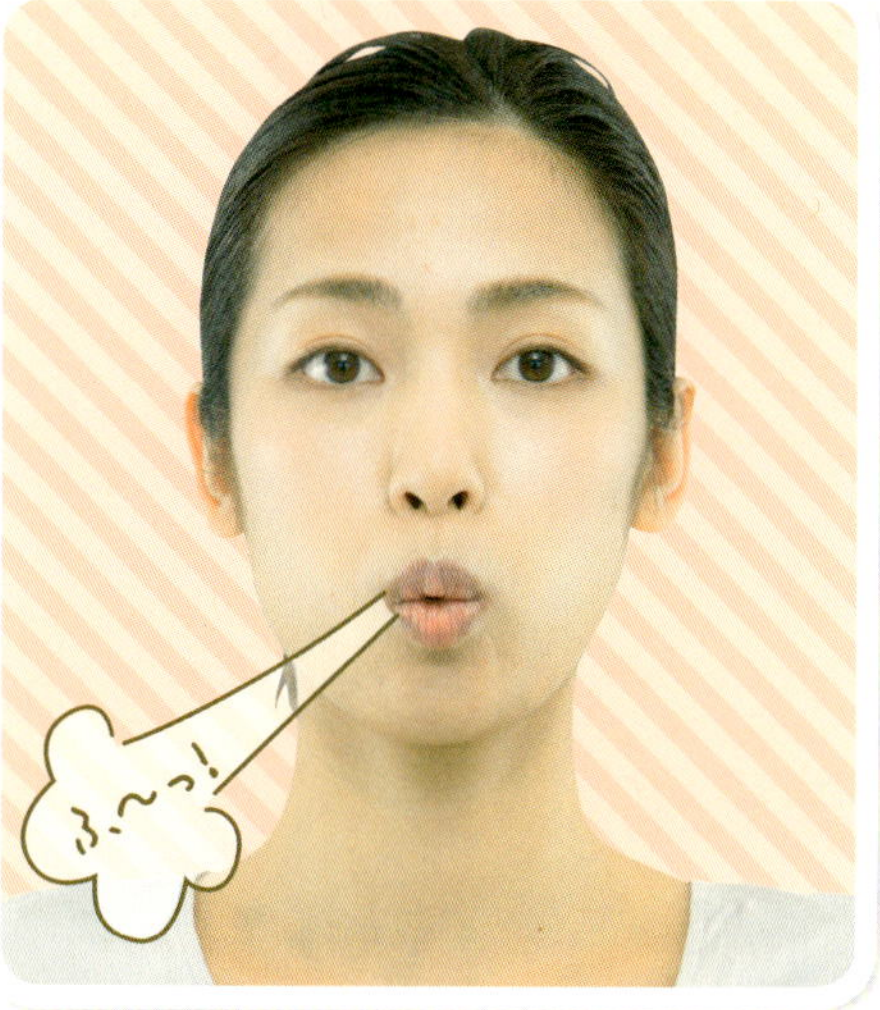

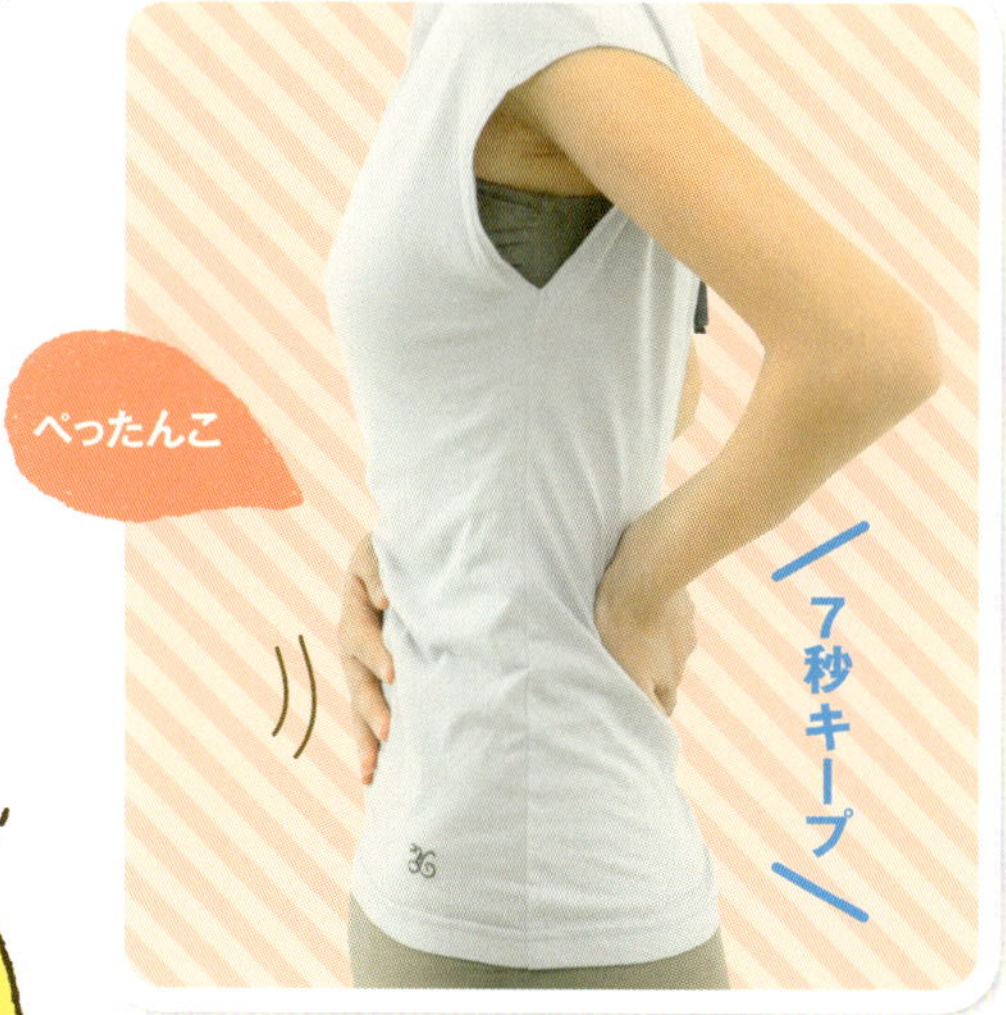

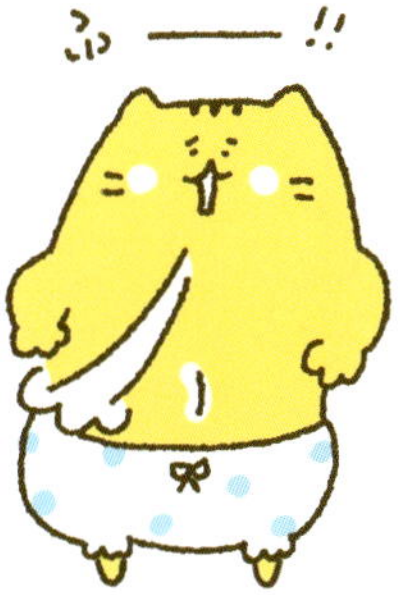

一気に口から吐き出します

お腹の中の空気を一気に吐き出し、お腹がぺたんこになった状態で7秒キープします。

下腹ぺたんこポーズ

1分のこのポーズがシルエットを美人に変える！

1 かかとをつけてまっすぐに立つ

体がかたむいていたり、肩が上がっていないか気をつける。ひざは閉じ、両手はラクに。

NG!
手は絡ませない

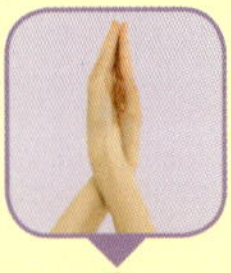

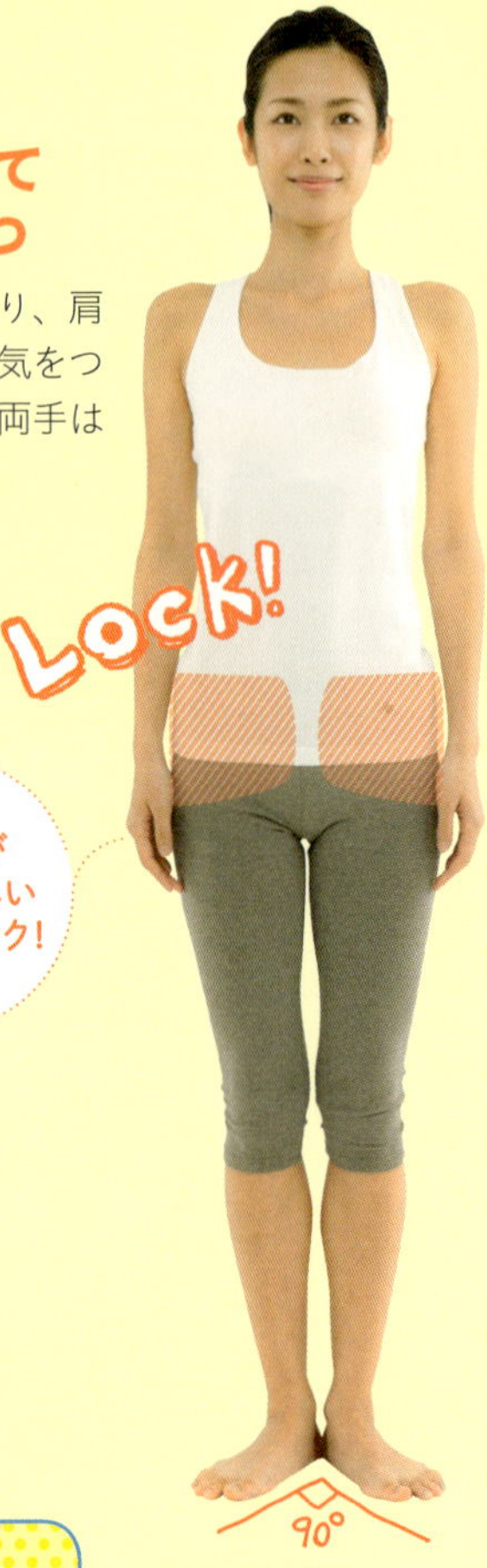

この姿勢が骨盤を正しい位置にロック！

かかとを離さないでなるべく90°に開く

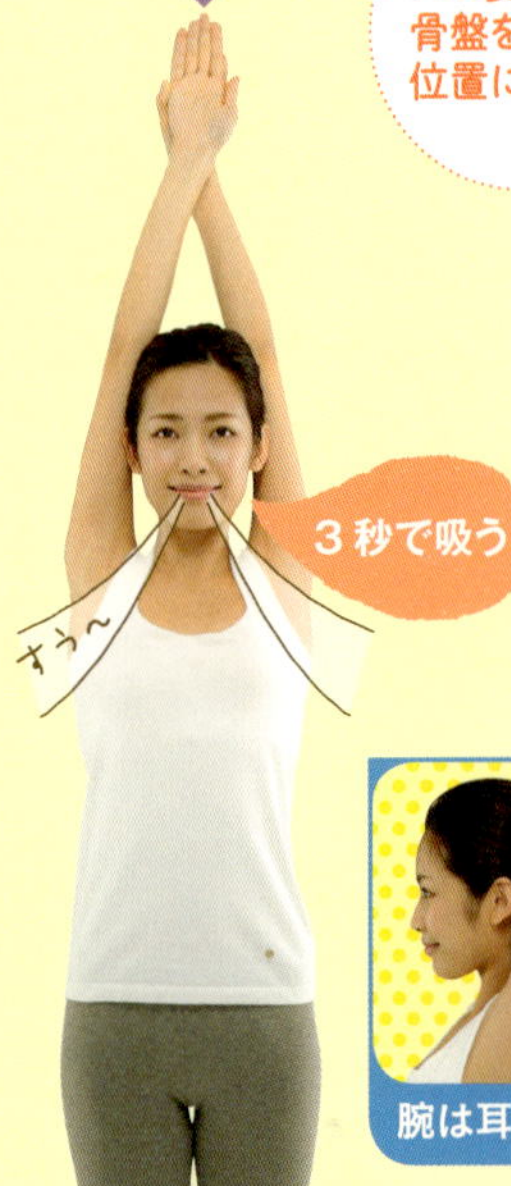

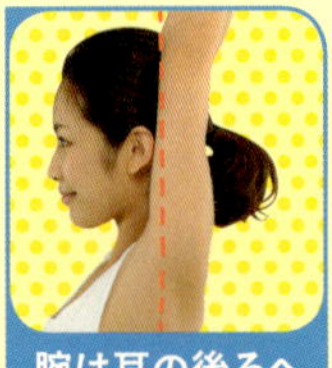

腕は耳の後ろへ

2 両腕を上げて両手を重ね、鼻から息を吸う

頭をしめるように腕をしっかりと組んだら、いきおいよく、鼻から息を3秒で吸い込みます。

POINT

- かかとは絶対に離さない
- 呼吸法を意識する
- 全身をぐう〜っと伸ばす

Pose

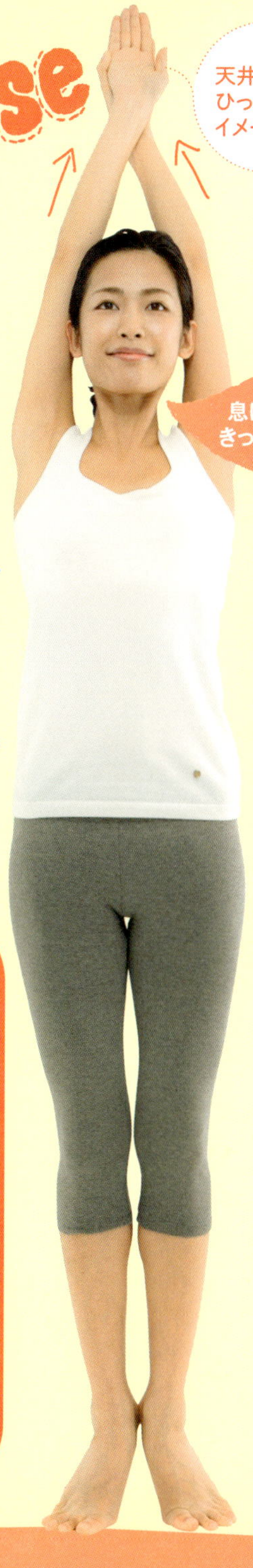
天井にひっぱられるイメージで!
息は吐ききった状態

7秒静止!

1回で15秒
朝晩2回ずつで合計1日1分!

3

息を吐きながら伸び上がる

つま先立ちをして全身を上に伸ばしながら、息を一気に吐く。

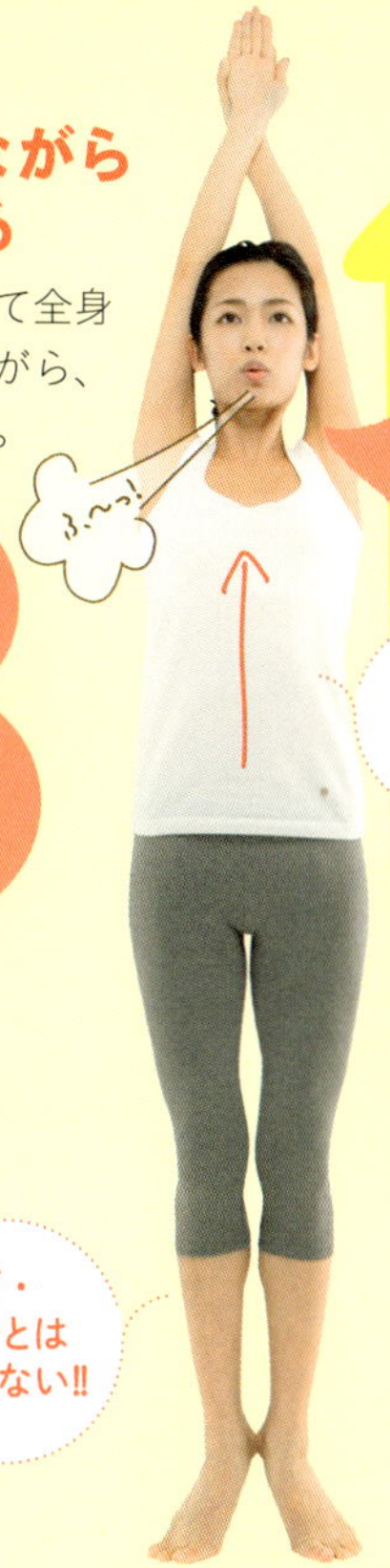
ふ〜っ!
一気に吐く
ここをしっかり伸ばす
ひざ・かかとは離さない!!

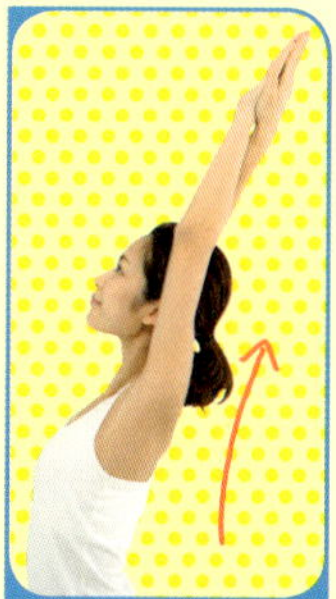

上体は少しそらせる!

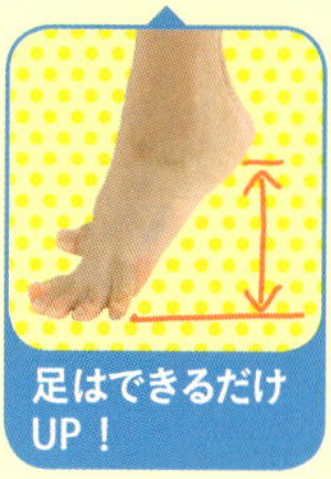

足はできるだけUP!

4

息を吐ききったらそのまま7秒キープ!

かかとを上げた姿勢をキープしたまま7秒間静止する。

骨盤と足のゆがみ

夜の骨盤リセットポーズ

基本ポーズと合わせると効果アップ！

1 うつぶせになり、顔を横に向ける

顔は上げる足の方向に向ける。両手は体の横に自然に添える。

左足を上げるときは、顔も左に向ける

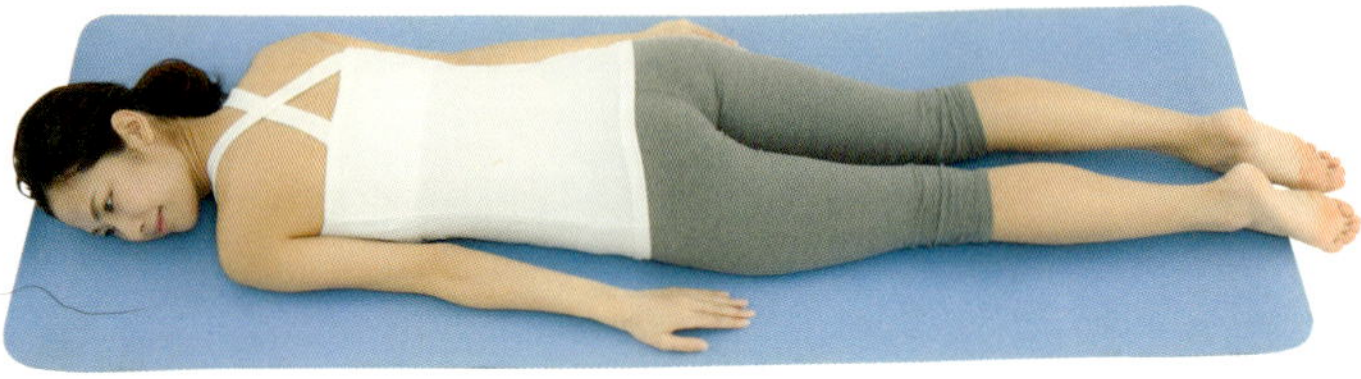

2 片足を45°に開き、ひざとかかとを直角に曲げる

開いたほうの足のひざ・かかとを、直角を意識しながら折り曲げる。

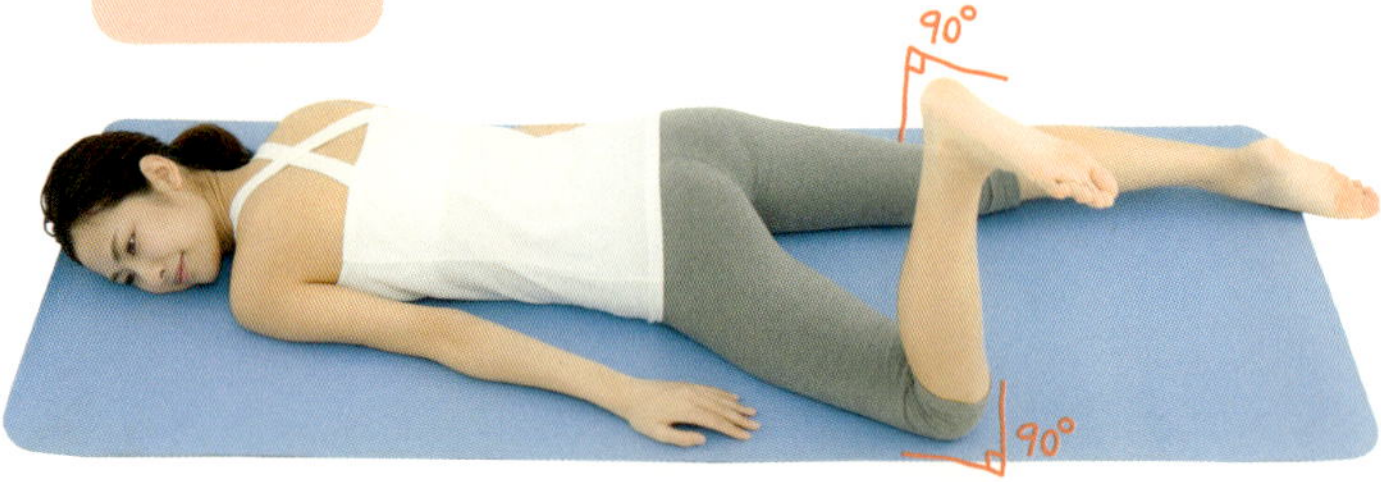

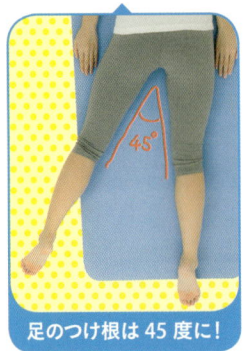

足のつけ根は45度に!

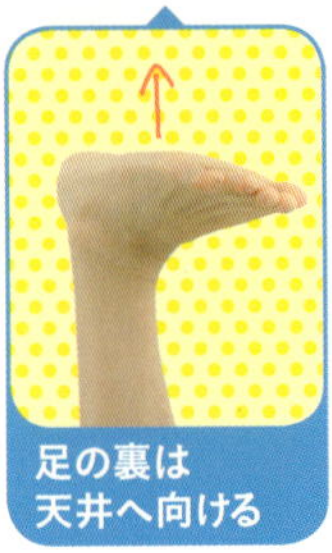

足の裏は天井へ向ける

POINT

- 顔の向きは足に合わせる
- 足首は直角に曲げる
- 足は真上に上げる

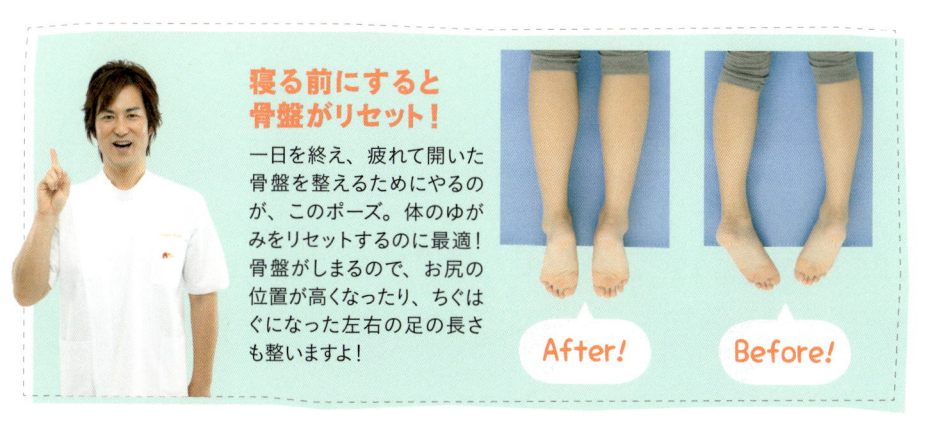

3 足を持ち上げて、そのまま5秒キープ！

足裏を天井に向けたまま、太ももから持ち上げるようにかかとを突き上げる。

Pose

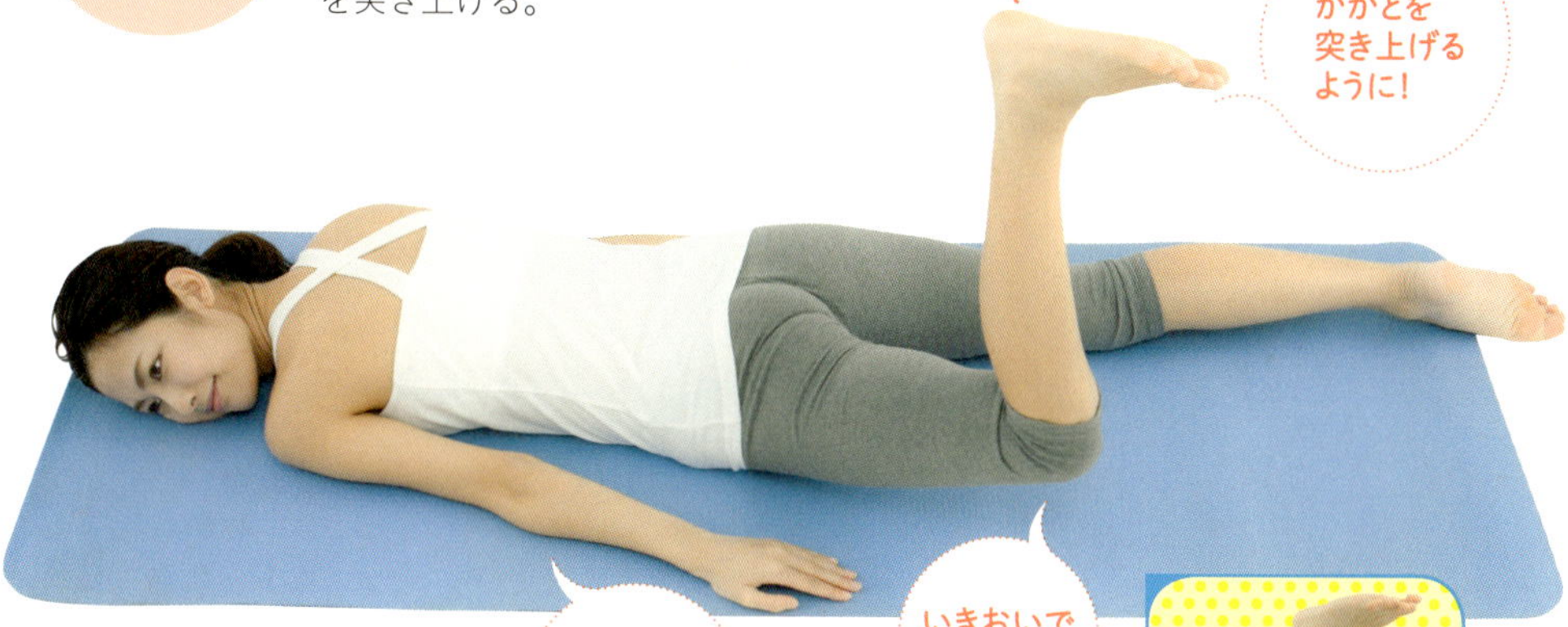

かかとを突き上げるように！

上半身は力を入れない

いきおいで上げない！

5秒静止！

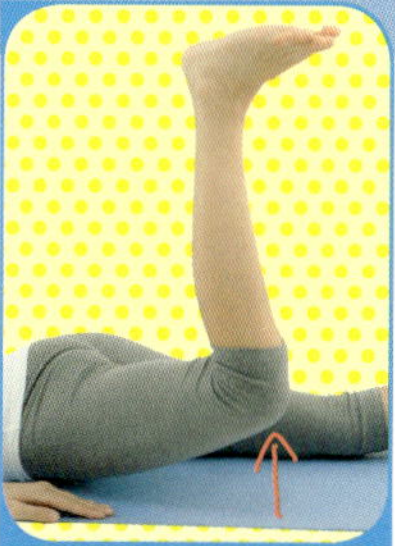

8cmぐらい上がるように！

左右それぞれ 5秒×3回 ｜ 3のポーズのみをくり返します

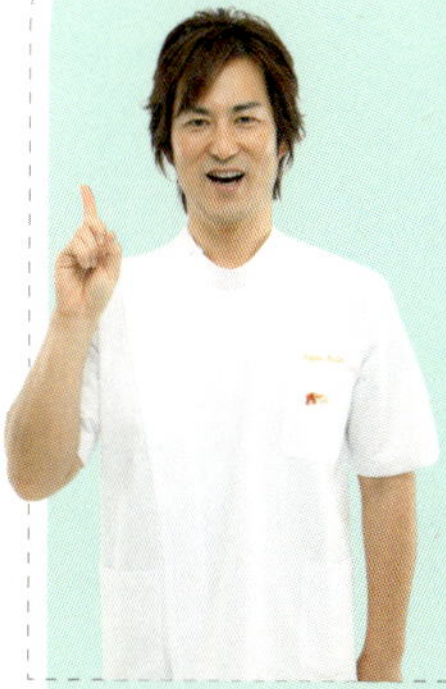

寝る前にすると骨盤がリセット！

一日を終え、疲れて開いた骨盤を整えるためにやるのが、このポーズ。体のゆがみをリセットするのに最適！骨盤がしまるので、お尻の位置が高くなったり、ちぐはぐになった左右の足の長さも整いますよ！

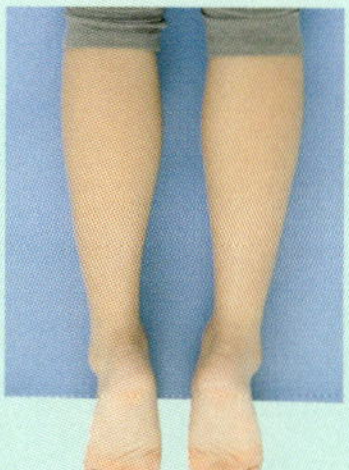

After!

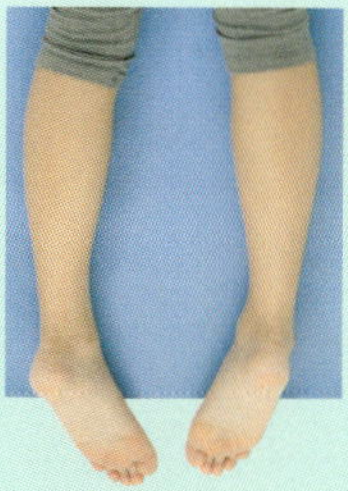

Before!

効果を
早く出すには…

下腹ぺたんこポーズは朝と夜にすると効果的！

一日のぺたんこスケジュール

朝

下腹ぺたんこポーズ

2回で30秒

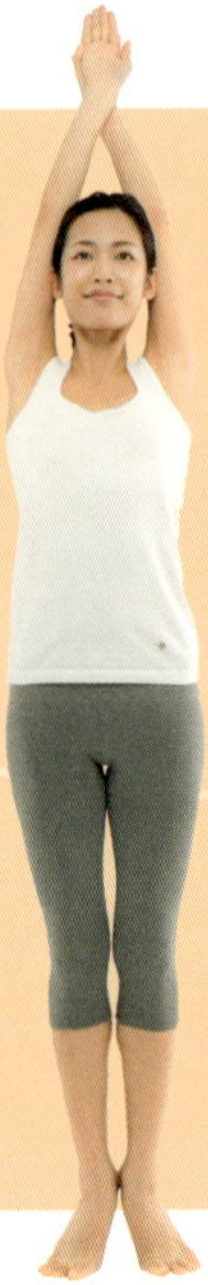

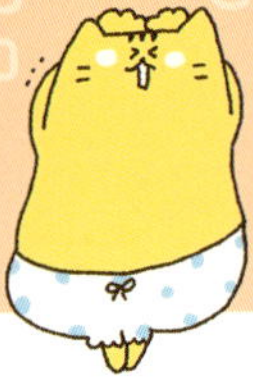

夜

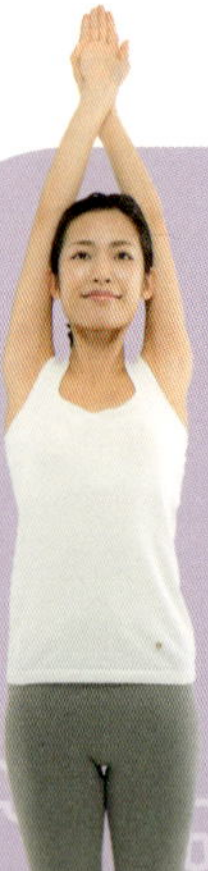

下腹ぺたんこポーズ

2回で30秒

＋

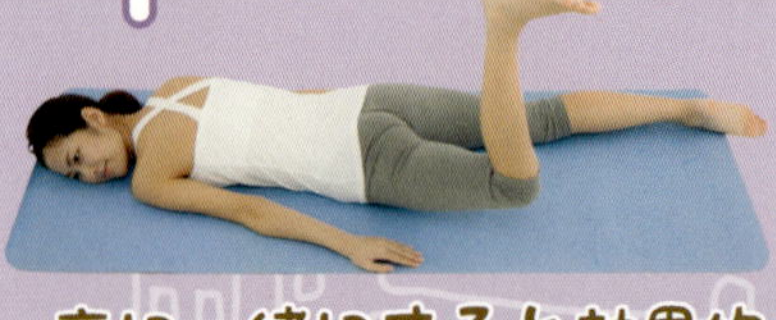

夜に一緒にすると効果的！
夜の骨盤リセットポーズ

左右3回ずつで30秒

気をつけたいNGポーズ

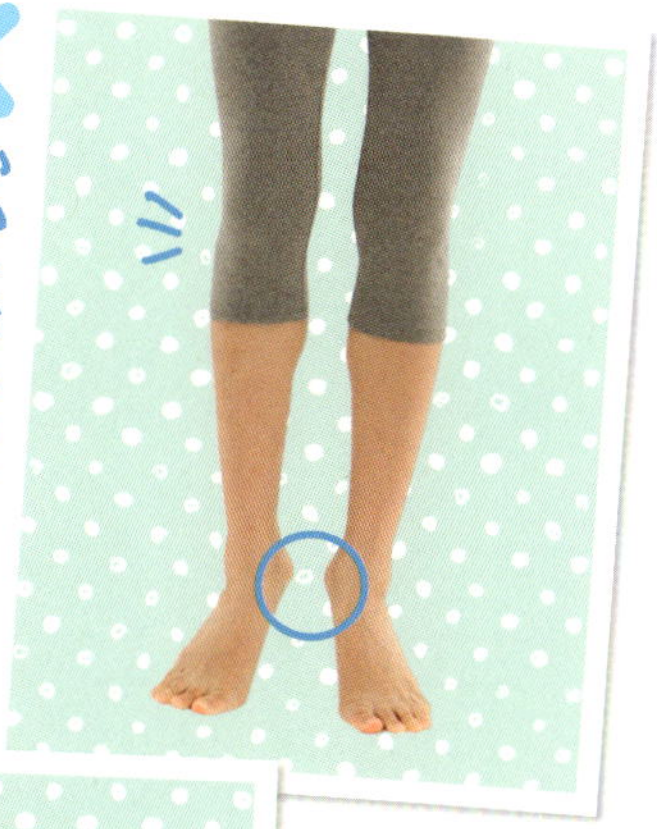

かかとがついてない！
両足が離れている！

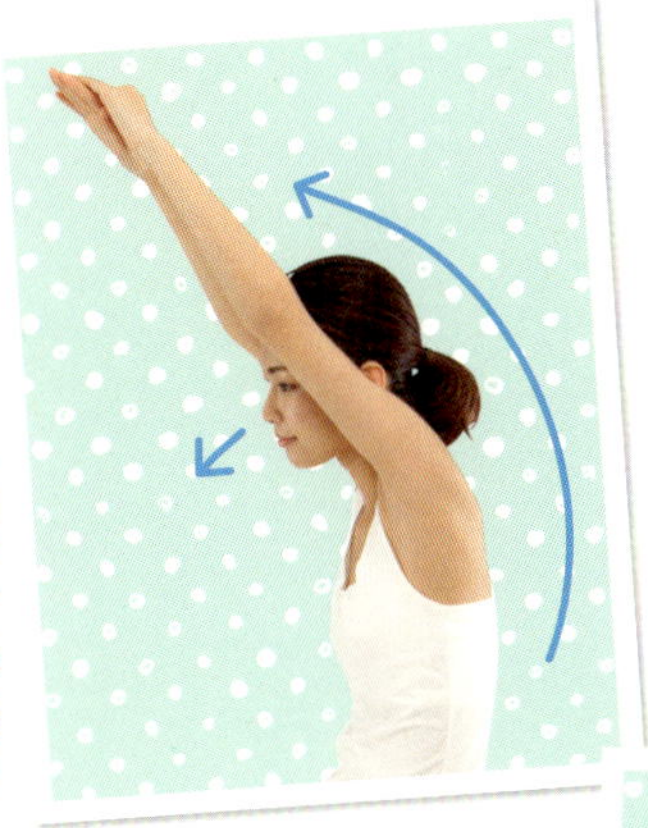

前のめりに伸びている！
顔が下を向いている！

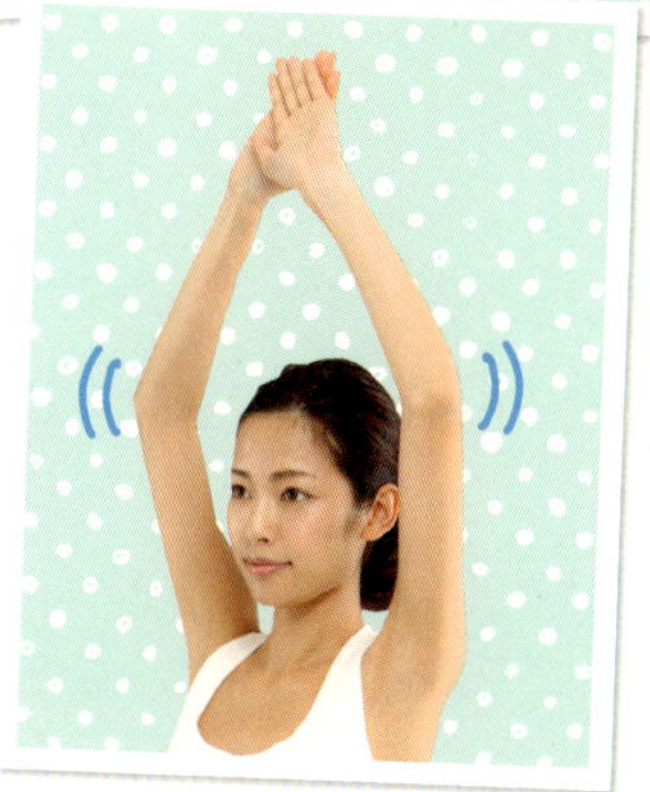

腕が伸びていない！
呼吸法をしていない！

＊肩が上がらない、痛みが生じるなど、正しいポーズをとるのがつらい人は、無理せず少しずつ正しい形に近づければOK！

たったこれだけのポーズで効くワケ

下腹ぺたんこポーズは基本は朝と夜に2回ずつ行えばOKです。1ポーズで1日1分、夜の骨盤リセットポーズと合わせても合計1分30秒です！　朝と夜が難しい場合は朝だけでもかまいません。起床後にポーズをとることにって、骨盤とともに内臓機能も目覚め、整い、その後の活動の燃焼量を上げて「やせやすい体」にしてくれるのです。夜の骨盤リセットポーズは骨盤を集中的に正しい位置に矯正してくれます。骨盤を整えれば、疲れた体全体を正しい状態に戻せます。

　上記のNGポーズだけ気をつければ、きちんと効果の出るポーズです。効果を出しましょう！

わたしが実践しました!

2週間チャレンジでどこまで変わる!? 体験!! 下腹ぺたんこポーズ

File 1

浅井香利さん
33歳・主婦

Before

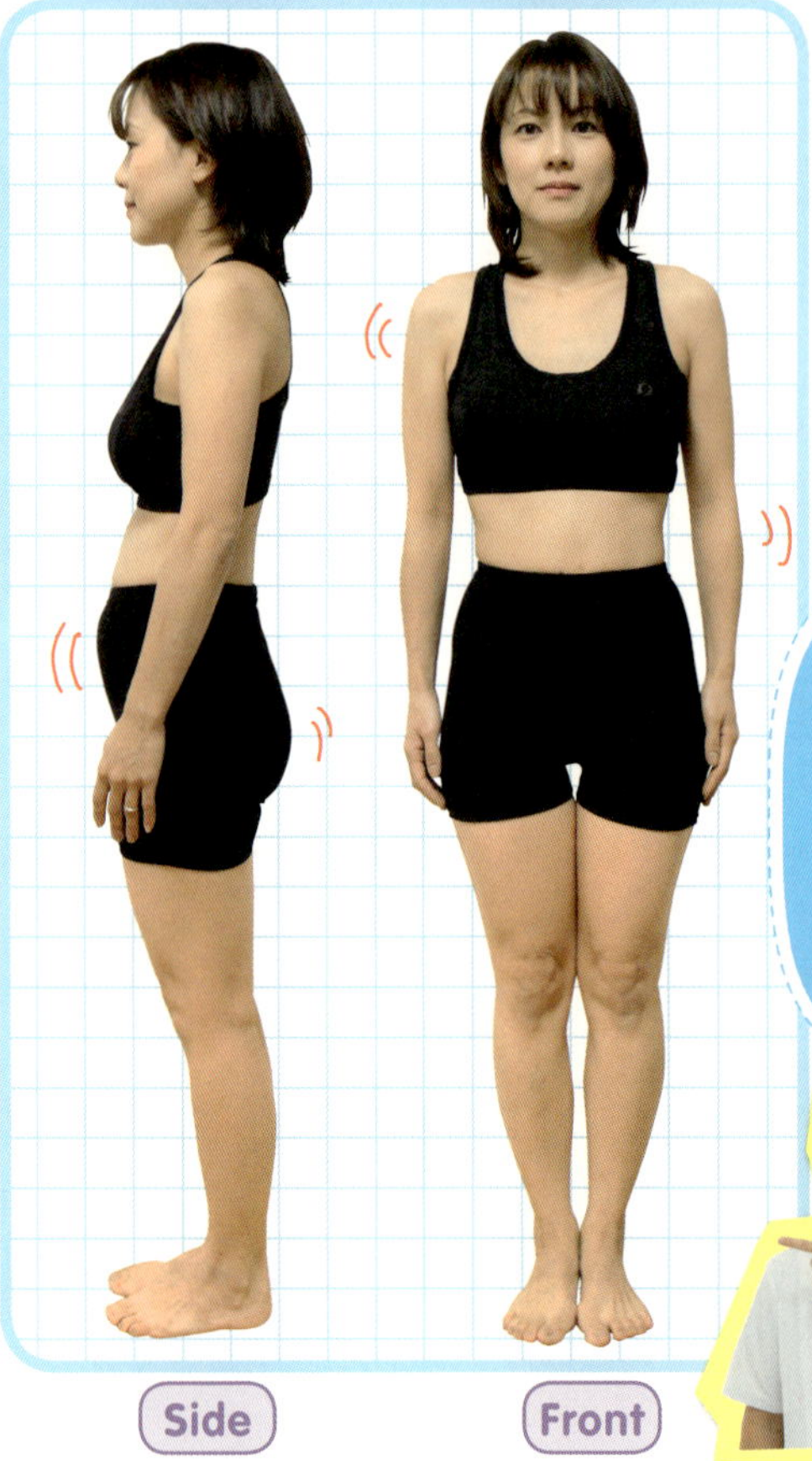

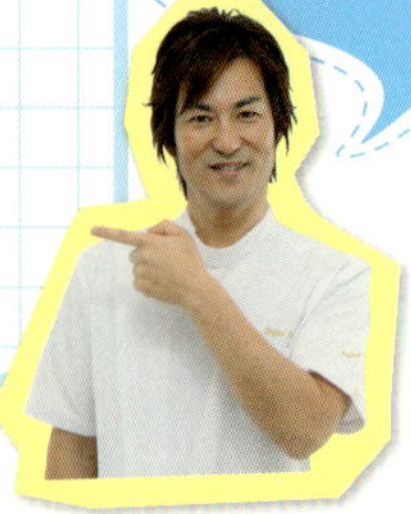

浅井さんは出産を終えて、体がガタガタにゆがんでいる状態です。下腹もきちんと意識してケアすることが必要です。もとの体型に戻していきましょう!

出産前の体型に戻ることが理想!

2013年8月に3人目のお子さんが誕生した専業ママ。家事育児に追われ体型は崩れるばかり。出産前の体型に戻ることが理想。

DATA	(身長153cm)
ウエスト	63.2cm
下腹	66.5cm
ヒップ	88.6cm
太もも	49.2cm
ひざ	36.3cm
ふくらはぎ	31.8cm
二の腕	25.0cm
体重	43.0kg

この違いがスゴい!

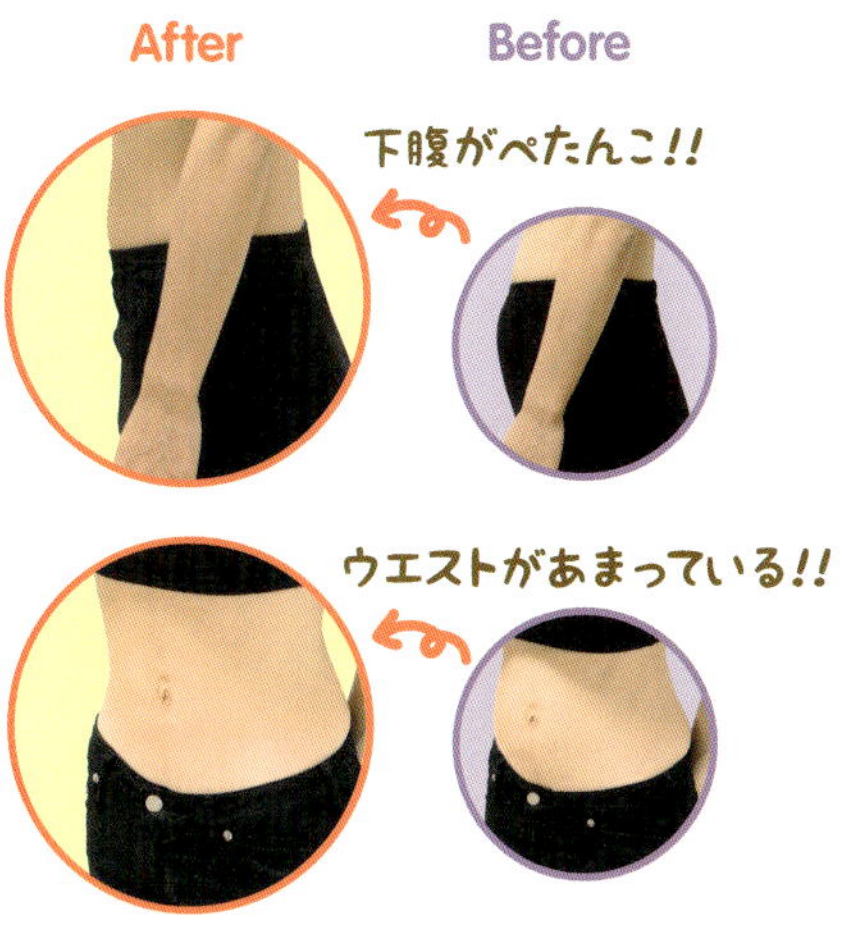
After
Before
下腹がぺたんこ!!
ウエストがあまっている!!

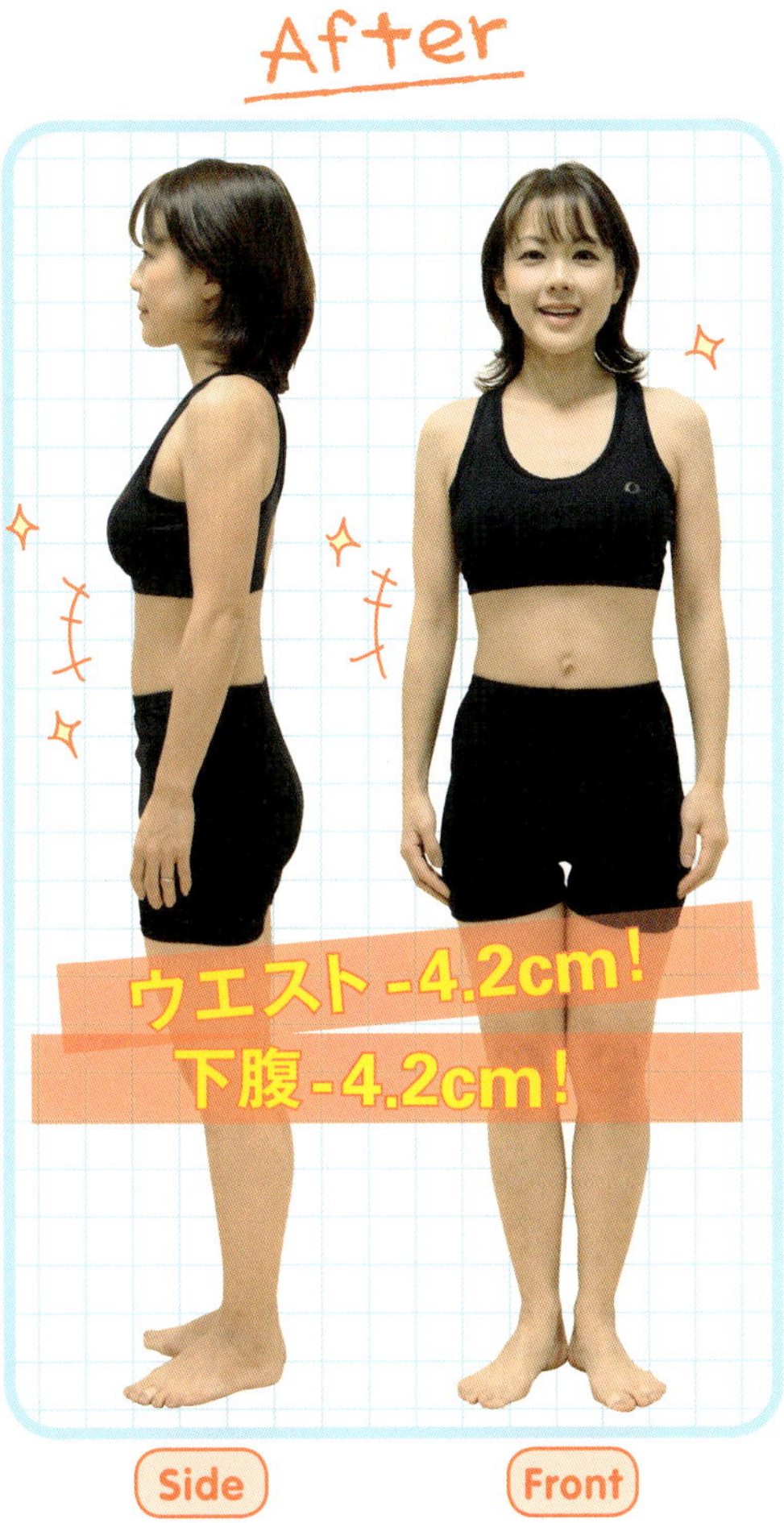
After
ウエスト -4.2cm!
下腹 -4.2cm!
Side
Front

こんなに変わりました!

ウエスト	59.0cm	-4.2cm
下腹	62.3cm	-4.2cm
ヒップ	86.8cm	-1.8cm
太もも	47.7cm	-1.5cm
ひざ	34.6cm	-1.7cm
ふくらはぎ	31.8cm	±0.0cm
二の腕	23.0cm	-2.0cm
体重	44.0kg	+1.0kg

学生の時以来、下腹がぺたんこに!

簡単なのでこれで本当に効くのか心配だったのですが、最終日が近くなるにつれてお腹まわりがスッキリしてきたのが実感できました。

結果と写真を見てビックリ! 体重は1kg増えたにもかかわらずこんなに細く見えるなんて!

パンツのウエストまわりがゆるくなっていて驚きです。これからも継続していきます!

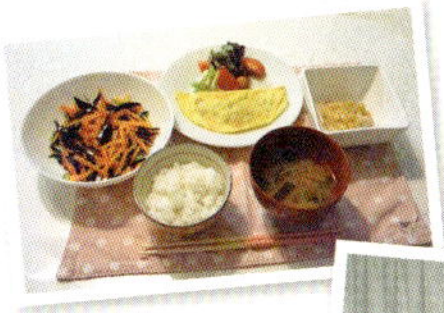

夕食の質にも気をつけるようになりました!

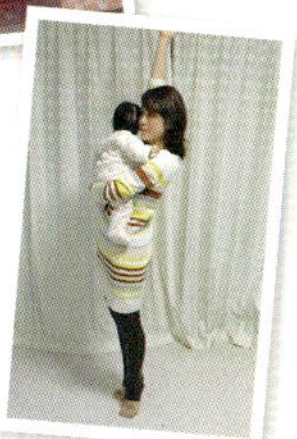

娘を抱っこであやしながら足だけでも実践中

Before

File
2

野村由美子さん

49歳・主婦

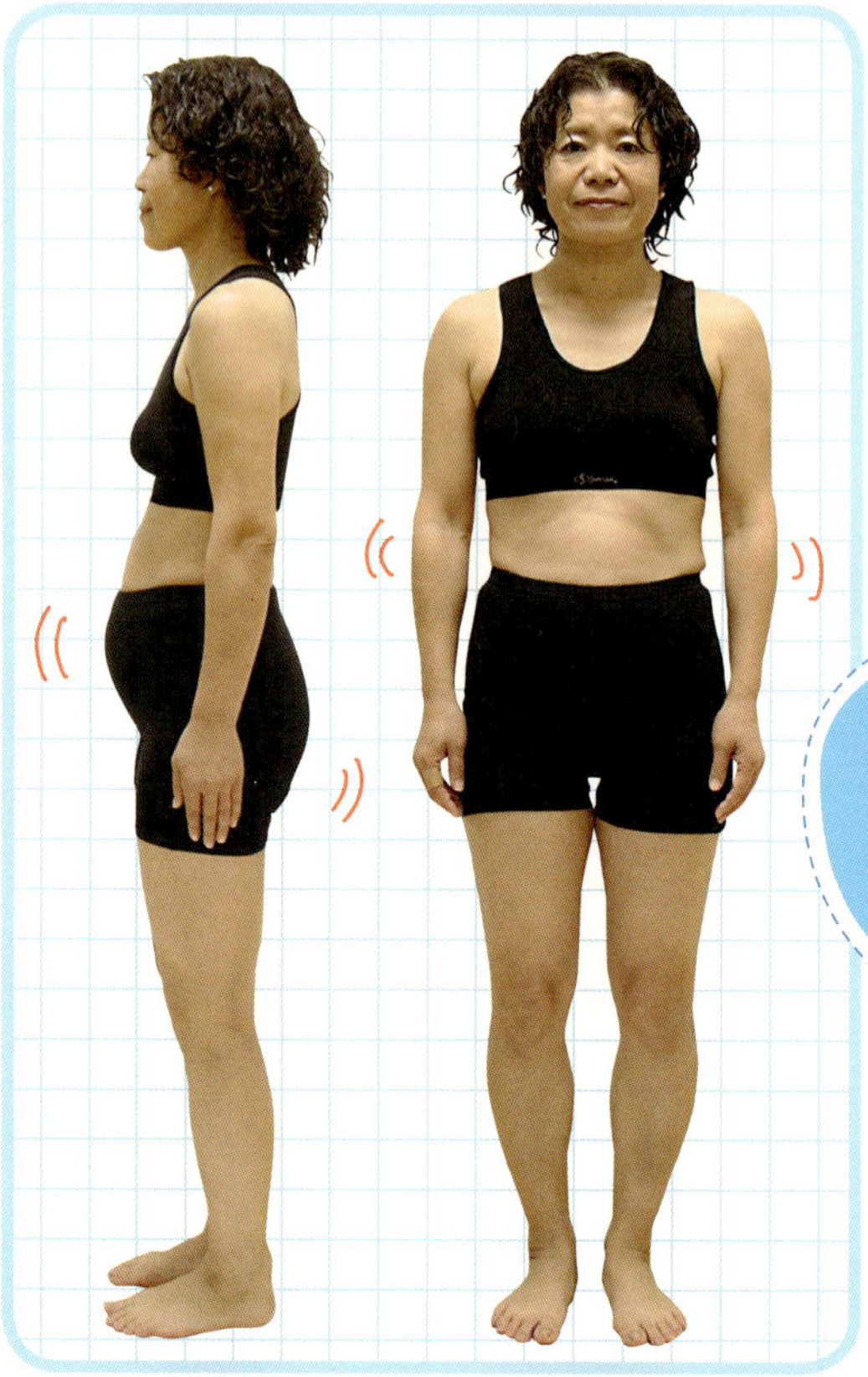

Side　　Front

野村さんの気になる点はやはり下腹！　長年の体のゆがみがお肉のつき方を悪くしています。ゆがみを直すだけでかなり改善するはずです！

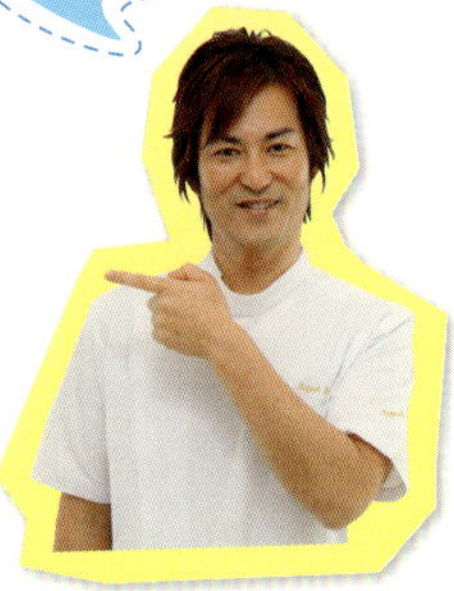

下半身が太くて着たい服が着られない！

何をやっても体重が減らないのが悩み。下半身が太く、持っていた服もかなり捨ててしまった。着たい細身のワンピースは下腹ぽっこりで着られない状態。

DATA	(身長 153cm)
ウエスト	70.5cm
下腹	72.4cm
ヒップ	90.4cm
太もも	49.8cm
ひざ	38.6cm
ふくらはぎ	33.8cm
二の腕	27.4cm
体重	51.0 kg

この違いがスゴい!

After　Before

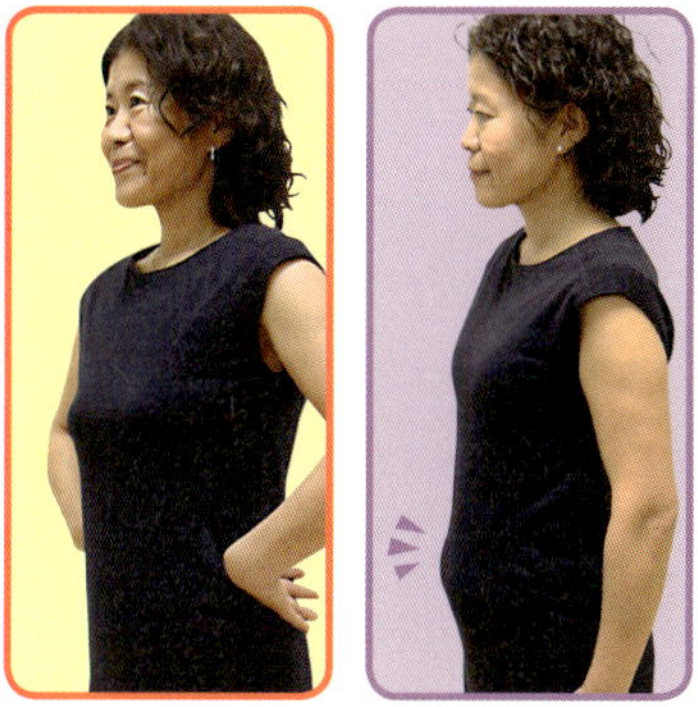

着たかったワンピーズが着られた！

こんなに変わりました!

ウエスト	64.2cm	-6.3cm
下腹	64.3cm	-8.1cm
ヒップ	89.2cm	-1.2cm
太もも	50.2cm	+0.4cm
ひざ	38.6cm	±0.0cm
ふくらはぎ	33.8cm	±0.0cm
二の腕	25.2cm	-2.2cm
体重	50.0 kg	-1.0kg

After

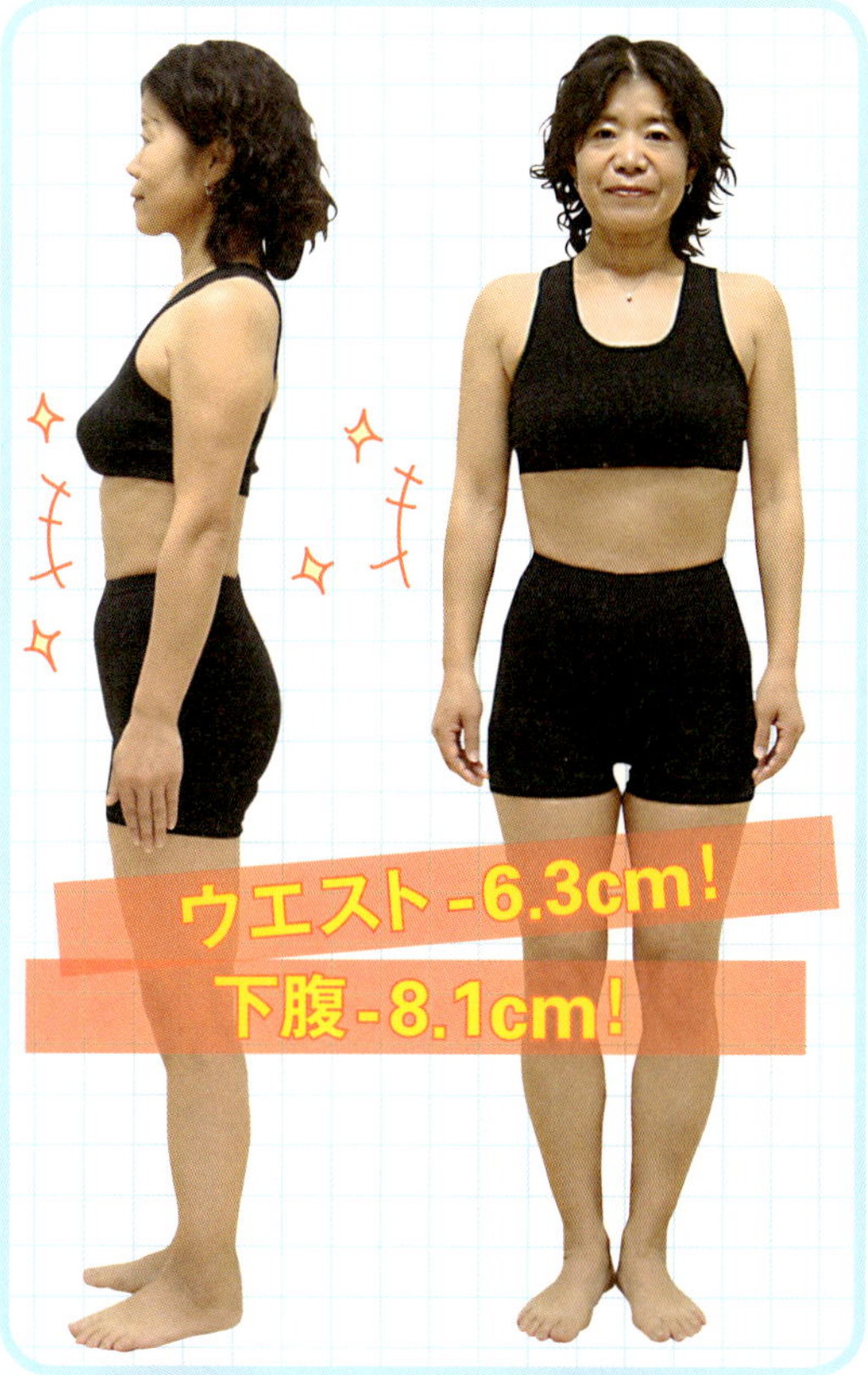

Side　Front

ワンピースが着られた!! 自分でもビックリの結果

1日目にしてヒップラインがキレイになった気がしたものの、生理前で太りやすかったり、旅行で食べすぎてしまったり、逆に太ってしまわないかと心配でした。食事制限もしておらず、間食もかなりしていたのですが、下腹が8センチ以上減っていて本当にうれしいです！ 娘とオシャレをしてショッピングに出かけたいです！

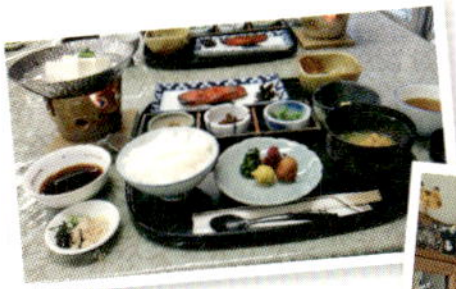

家族と温泉旅行。もったいない精神から食べすぎに！

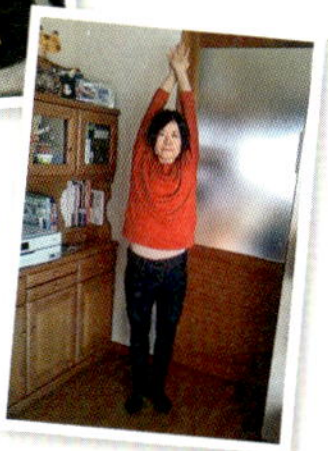

家の中でポーズ！ 場所をとらないのでどこでもできます！

File 3

清水由希さん

26歳・主婦

Before

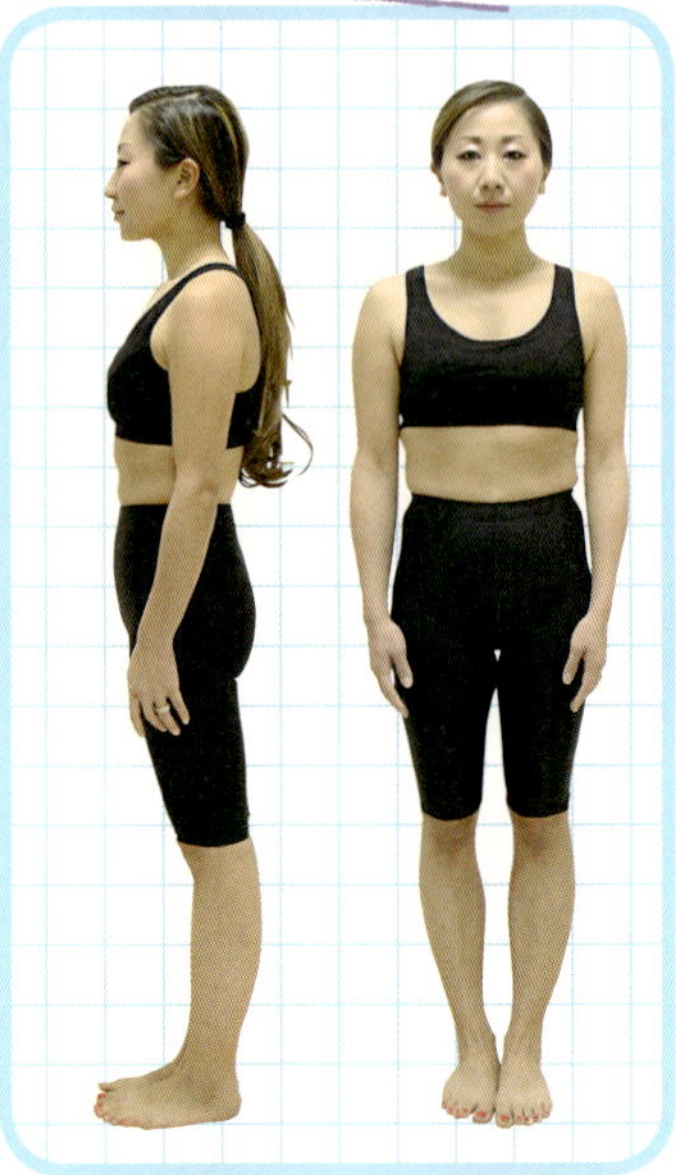

After

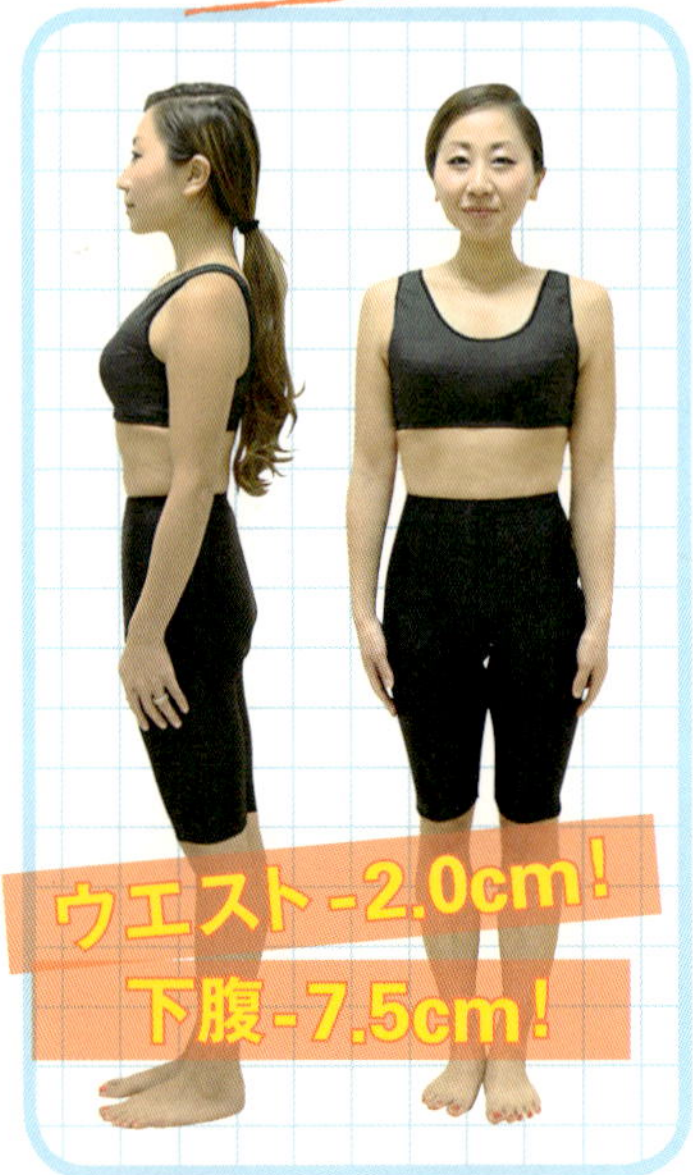

File 4

松村ゆかりさん

50歳・会社員

Before

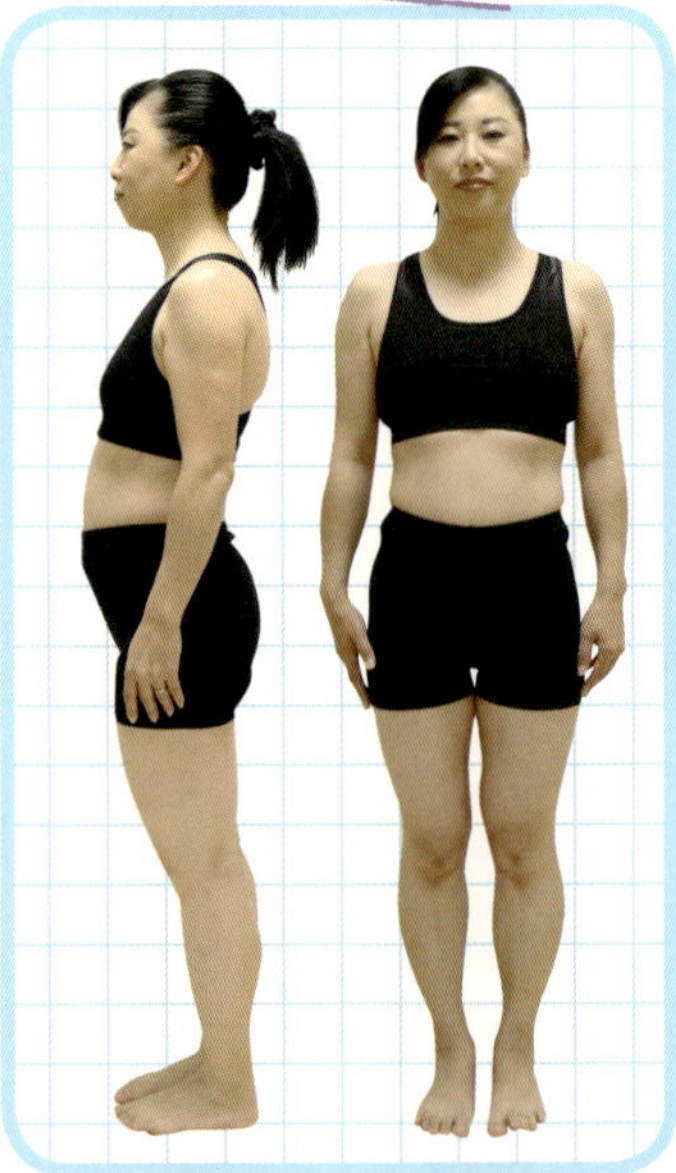

After

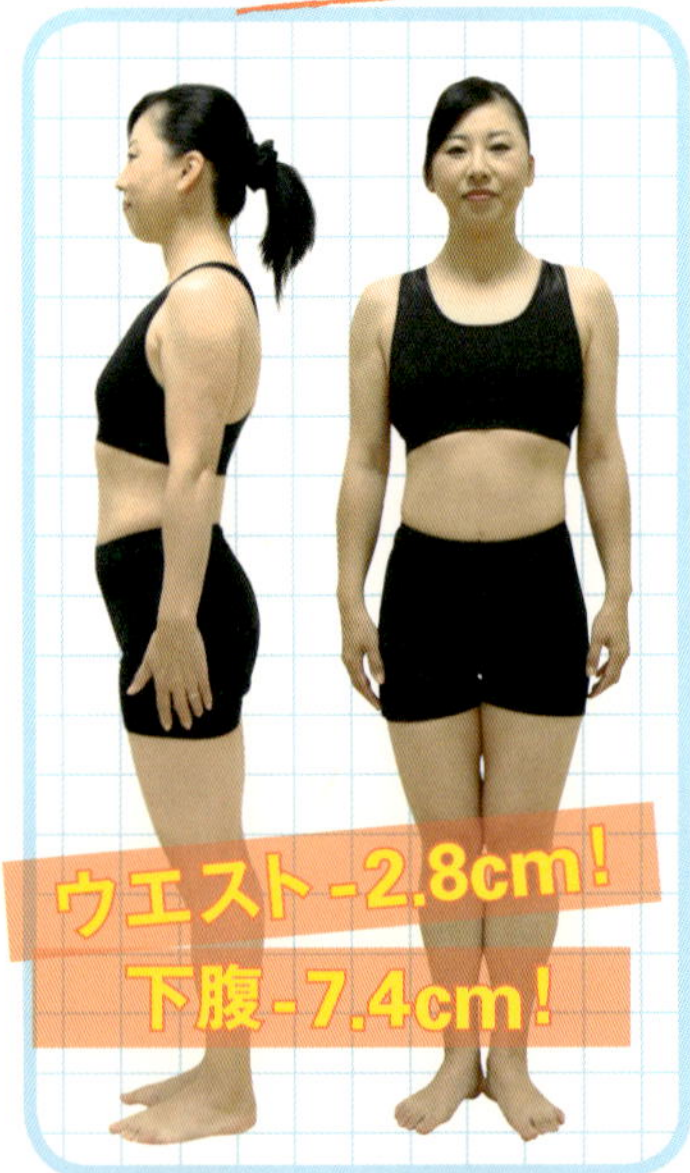

ボタンが止められなかったパンツが入った!! 夜19時以降食べないリセット食(→ P.86)にも挑戦して、体がスッキリしていくのが実感できました。これからも続けていきたいと思います!

この違いがスゴい!

After　　Before

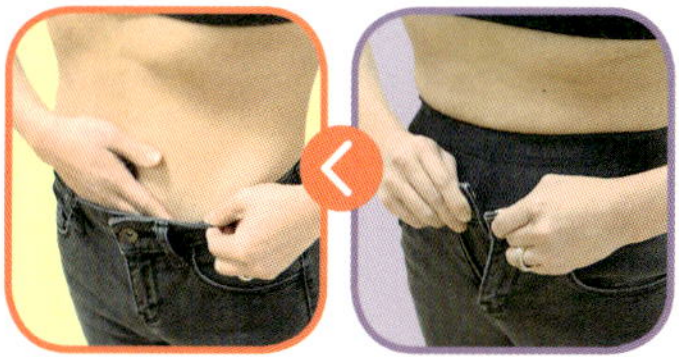

こんなに変わりました!

ウエスト	68.0cm	-2.0cm
下腹	64.5cm	-7.5cm
ヒップ	85.0cm	-1.0cm
太もも	48.5cm	±0.0cm
ひざ	35.5cm	-0.7cm
ふくらはぎ	35.0cm	-0.4cm
二の腕	25.0cm	-1.8cm
体重	48.0 kg	-1.0kg

くびれをつくってドレスが着たい!

なかなか理想体重にならず悩んでいる。くびれをつくってラインがぴったりとしたドレスを着て、旦那さんにやせた姿を見せて驚かせたい。

DATA　(身長 153cm)

ウエスト	70.0cm
下腹	72.0cm
ヒップ	86.0cm
太もも	48.5cm
ひざ	36.2cm
ふくらはぎ	35.4cm
二の腕	26.8cm
体重	49.0 kg

仕事や私用での外出・外食が多かったにもかかわらず、2週間で下腹 -7.4cm はうれしい! 朝一番にポーズをすると体温が上がって動きやすくなりました。継続していくのが楽しみ!

この違いがスゴい!

After　　Before

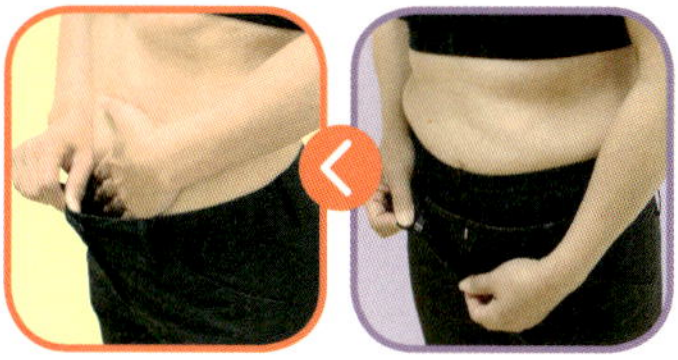

こんなに変わりました!

ウエスト	69.8cm	-2.8cm
下腹	71.4cm	-7.4cm
ヒップ	90.5cm	-0.9cm
太もも	50.6cm	-1.4cm
ひざ	35.6cm	-3.3cm
ふくらはぎ	35.6cm	-0.7cm
二の腕	26.3cm	-1.5cm
体重	54.0 kg	-2.0kg

座りっぱなしでなかなかやせない!

仕事はデスクワーク中心で座りっぱなしが多い。年齢を重ねるごとにやせにくくなってきている。レギンスをはいてみるのが夢。

DATA　(身長 155cm)

ウエスト	72.6cm
下腹	78.8cm
ヒップ	91.4cm
太もも	52.0cm
ひざ	38.9cm
ふくらはぎ	36.3cm
二の腕	27.8cm
体重	56.0kg

くわしく解説！

下腹ぺたんこポーズは 自分でできる骨盤矯正

このメソッドは
1ポーズで
ストレッチ
体幹トレーニング
姿勢矯正
が正しくできるんです!!

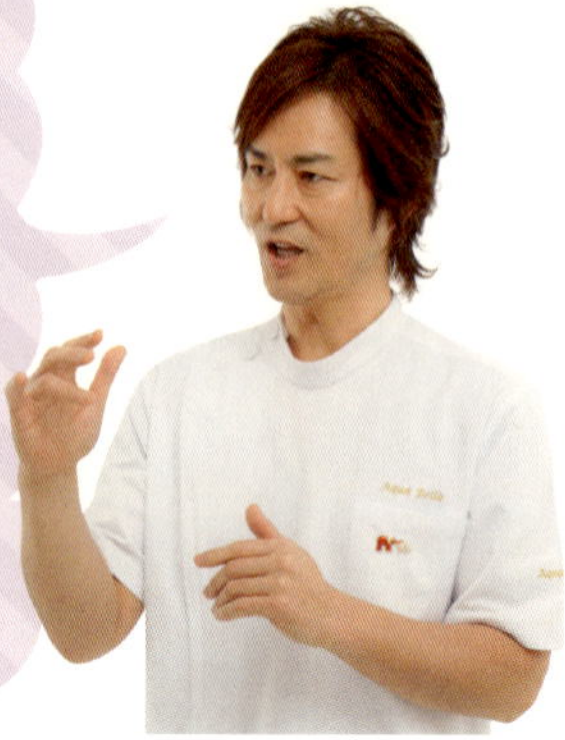

骨盤のゆがみが 体の不調を呼び起こす

骨盤のゆがみは、姿勢や体のバランスを崩し、内臓機能の乱れを招きます。それにより、体にさまざまな不調が生じるのです。便秘、下痢、むくみ、生理痛や生理不順、肩こり、不眠、慢性疲労など、多くの女性を悩ますこれらの症状は、骨盤のゆがみや肩甲骨の開きからきています。

骨盤とともに姿勢、体のバランス、内臓機能が整うと、自然と基礎代謝が上がり、血行がよくなり、慢性的な不調もなくなっていくでしょう。

骨盤のゆがみがもたらす不調

便秘、下痢、むくみ、生理痛、生理不順、肩こり、眠りが浅い、疲れが抜けない、など…

ひとりでも間違えずに 骨盤矯正ができる

重力がかかった状態で生活している限り、骨格のゆがみは避けられません。プロの整体師が施術を

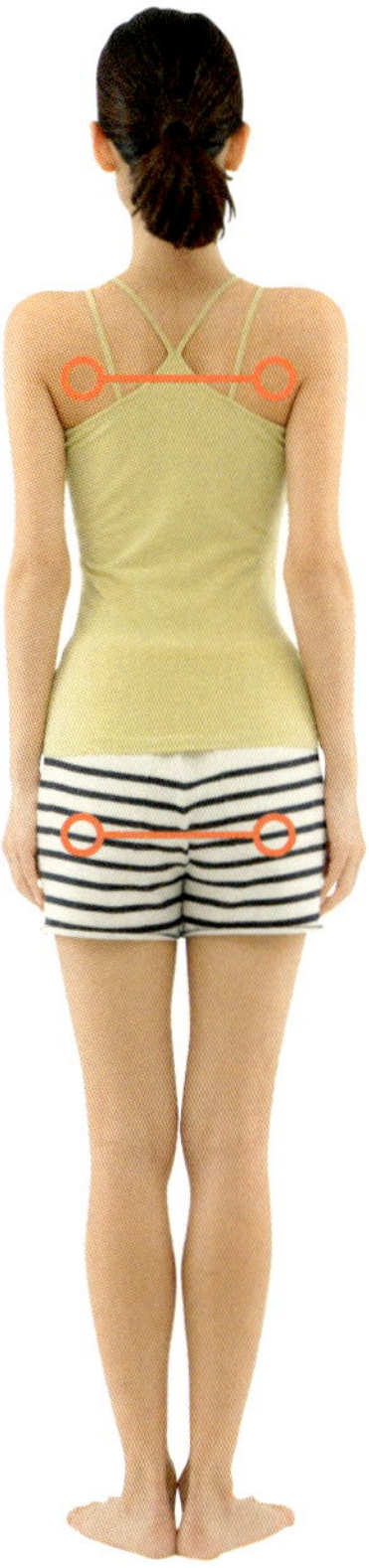

人は上半身の肩甲骨と、下半身の骨盤で全身のバランスを取っている

してもキープできるのは1か月ぐらいが限界で、実はこのポーズも1日限定の骨盤矯正です。だからこそ、毎日続けられるよう、間違えようがないくらいに簡単なポーズにしました。他にも骨盤矯正できるメソッドは多くありますが、時間がかかったり、本を見ながらでないとできなかったり……。ですが、下腹ぺたんこポーズなら毎日継続して行うことができます。しかも、1ポーズで全身を伸ばす「ストレッチ」、体の軸をとる「体幹トレーニング」、骨盤のゆがみ・開きを治し全身を整える「姿勢矯正」を間違えずに正しく行うことができます。

「自分で骨盤矯正できる方法はない？」というサロンのお客様からの声もこのポーズを考え始めたきっかけですが、もしかすると、1か月に1回サロンに通ってもらうより効果的かも……？　本当はこのポーズを広めるのはやめようかと思ったくらいです（笑）。

肩甲骨と骨盤の両方に働きかけるのが大事!!

「骨盤回し」という骨盤を整えるメソッドがありますが、ただ骨盤を回してしまっているだけ、というものが非常に多い。効果があっても、これは骨盤が「しまった」というより骨盤まわりの「贅肉が落ちた」という状況です。

下腹ぺたんこポーズでは両足はしっかりかかとをつけて固定し、

下腹ぺたんこポーズを続けるとこんなメリットが!

- 基礎代謝アップ
- 内臓下垂が改善され、消化機能アップ
- 肩・首・腰の痛みの改善
- 筋肉バランスが整う
- 頭痛・目の痛み改善
- 冷え・むくみ解消
- 姿勢・骨盤矯正
- 便秘解消
- 婦人科系の不調の改善

両腕も頭上でしっかりと固定します。これで骨盤と肩甲骨という体を支える上下の大切なポイントをしっかりと固定することができます。その状態で腹式呼吸をしながら伸ばすことで、骨盤と肩甲骨が正しい位置に固定されたまま圧をかけられ、しっかりと矯正されます。「全身をしっかり固定した状態で圧をかける」、これが一番効果的な方法なのです。

美しい姿勢の人は不調知らず!?

前述したように骨盤のゆがみを整えることで、女性に多くみられるさまざまな不調が改善されていきます。下腹ぺたんこポーズで美しい姿勢をキープすることによって、今までの慢性的な不調がなくなっていくのです。骨盤のゆがみがとれて全身の代謝が上がったのが大きな要因ですが、心も大きく関係しています。

知り合いの心療内科の先生に「患者さんたちはいつも背中を丸めて暗い顔をしている。何か背筋がシャキッとするようなストレッチはないか」と相談されました。そう、背中を丸めていては前向きな気持ちになれないのです。逆を言えば背筋を伸ばして真っすぐ前を見ている人がどんより落ち込んでいることがあるでしょうか?　前向きな美しい姿勢の人には不調は寄りつかないのです。

上へまっすぐ伸ばす!これが大事!

下腹ぺたんこポーズは全身を縦にまっすぐに伸ばしていきます。

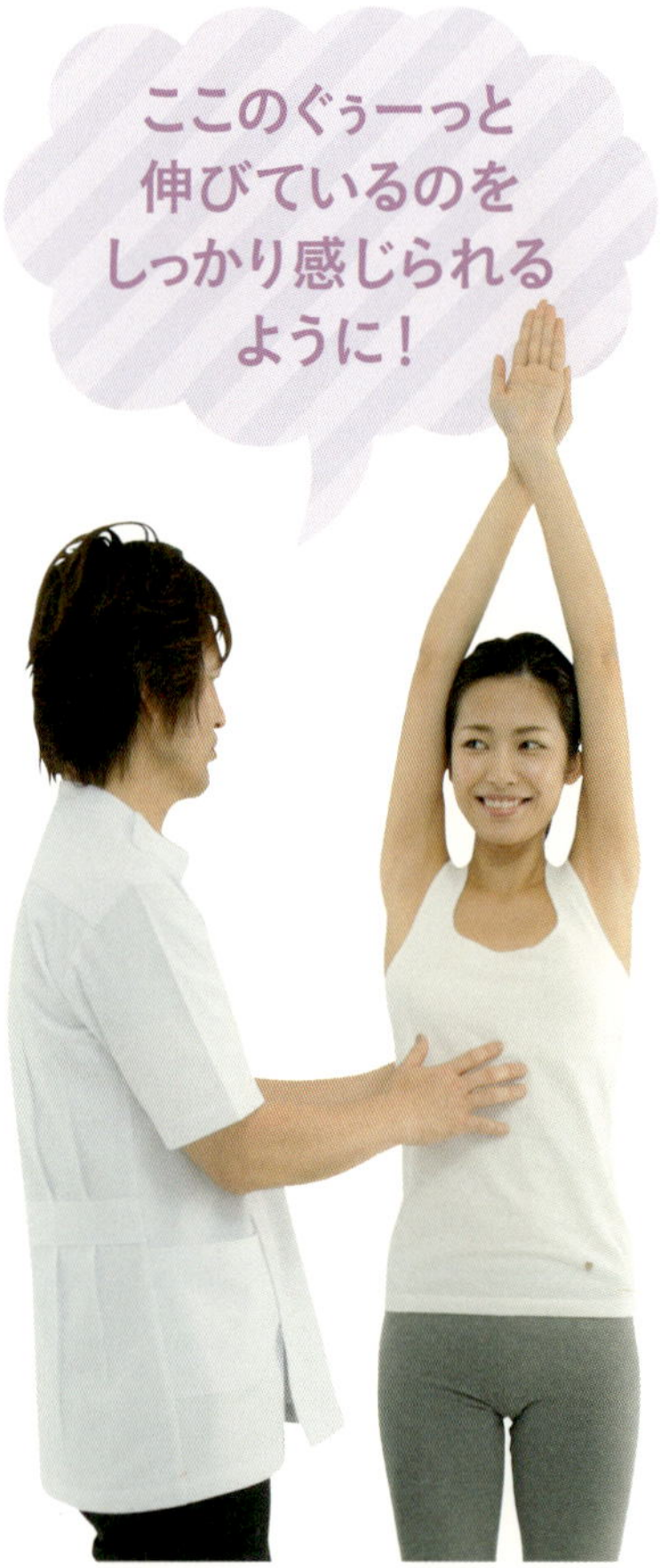
ここのぐぅーっと
伸びているのを
しっかり感じられる
ように!

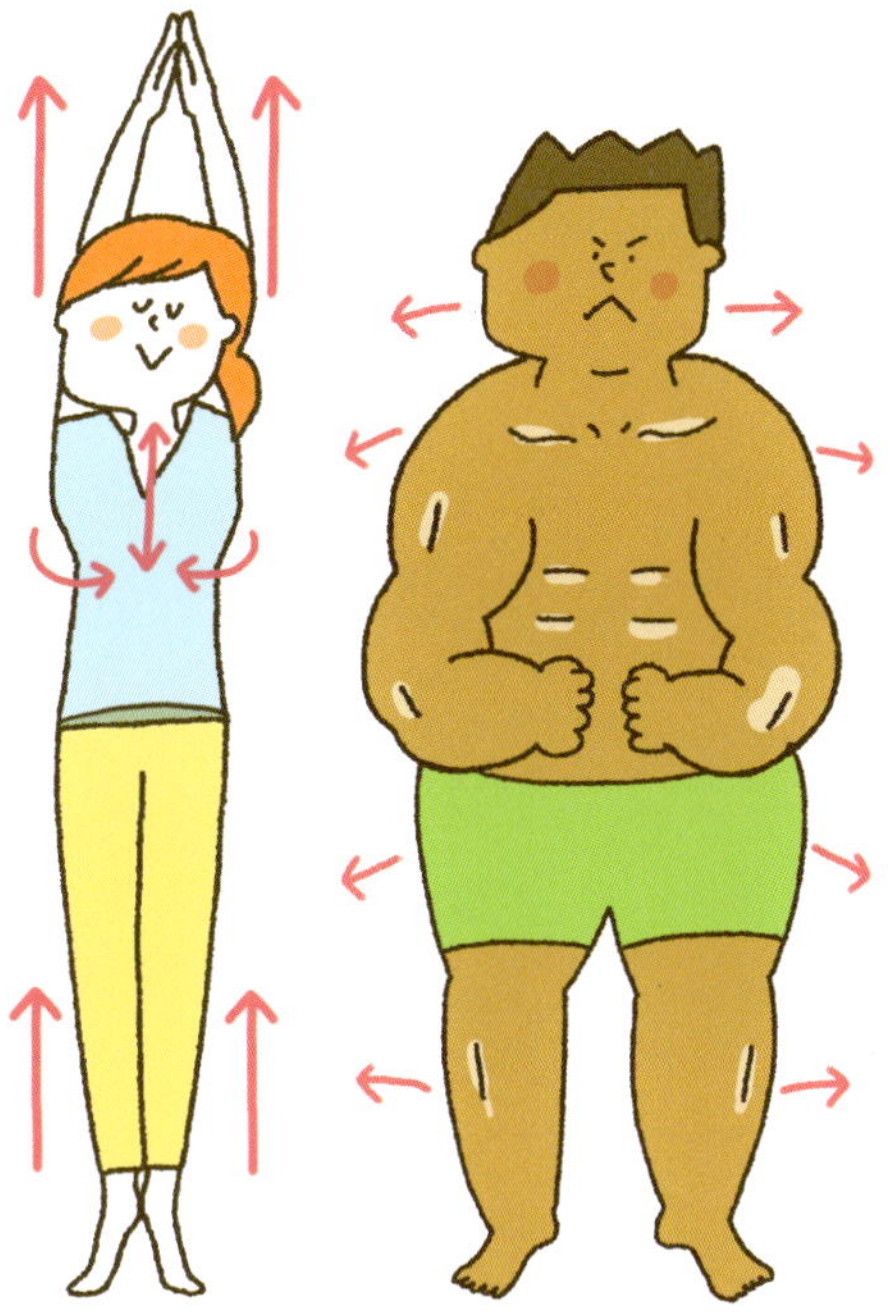

りきむ方向は横。筋肉をつけたい部位に思い切り力を加えている。

りきむ方向は縦。余計な部位に力は加えていない。

これはほっそりとした体つきにしたいからです。とくに胸の下からお腹にかけてぐぅーっと伸ばすのが、下腹をぺたんこにするのにもっとも重要なポイントです。筋肉はりきむ方向に寄り添うようについていきます。ボディビルダーの方が筋肉を見せるためにとるポージングを思い出してみてください。腕や足に思いっきり力を入れて、隆々となった筋肉を見せつけています。体を丸めるようにして力を入れたら、肩や背中に筋肉がたっぷりつくでしょう。外側に反るように力を入れれば肩や腕がパンパンになるでしょう。下腹ぺたんこポーズが上へまっすぐに伸びるポーズになっているのは、横方向に筋肉をつけたくないからです。

思いきり力を入れる必要はないのです。腕も足もお腹も、まっすぐまっすぐ伸びるよう、筋肉に教えてあげる気持ちでポーズをとってみてください。

「寝て治る」年齢はとうに過ぎているのです！

下腹が気になってこの本を読んでいるあなたは、体の変化を実感する年齢なのでは？　だとしたら、もう体の不調が「寝て治る」年齢はとうに過ぎていると思っていいでしょう。下腹ぺたんこポーズと一緒に夜の骨盤リセットポーズをご紹介したのも、寝る前に一日の骨盤のゆがみをリセットしてほしいからです。年齢とともに骨盤を中心に体がどんどんゆがんでいき、下腹だけにかかわらず、女性特有の不調なども起こってきます。下腹ぺたんこポーズで、美しく、健康的にケアしていきましょう。

Q&A

筋肉痛になってしまったのですが…

今まで使っていなかった筋肉によく効いている証拠です。ただ、ポーズで間違っているところがないか再度確認してみてください。3日ぐらいで痛くなくなれば大丈夫です。

やりすぎで体を悪くしませんか？

やりすぎということはありません。骨盤には毎日負荷がかかり、毎日少しずつゆがんでいくので、毎日、空いている時間に行い、骨盤を正しい位置に戻してあげましょう。

妊娠中にしても大丈夫？

問題ありません。お腹が大きくなると、重力がどんどん負担になっていくので、体を上に引き伸ばすのは大事！ 無理のない範囲で行ってください。

出産後すぐにしても大丈夫？

大丈夫です。出産後6か月は筋肉がやわらかくなっている流動期なので、基本のポーズで骨盤をしめて立て、できるだけ早く、ゆがんだ骨盤を整えましょう。体調に不安を感じるときは無理をしないで医師に相談を。

生理中にしても大丈夫？

基本的には大丈夫です。生理中はどんな人でも骨盤が開きがちになります。人によっては生理痛がひどく動けない場合も。体がつらいときは無理をしないで体を休ませましょう。

体がかたかったり、足が太くて、ポーズがうまくとれないのですが。

最初からうまくできなくても大丈夫。やり続けていくうちに、少しずつ正しい形に近づいていきます。体の変化を感じることが大切です。

STEP

3

下腹ぺたんこの次は理想のシルエットに！

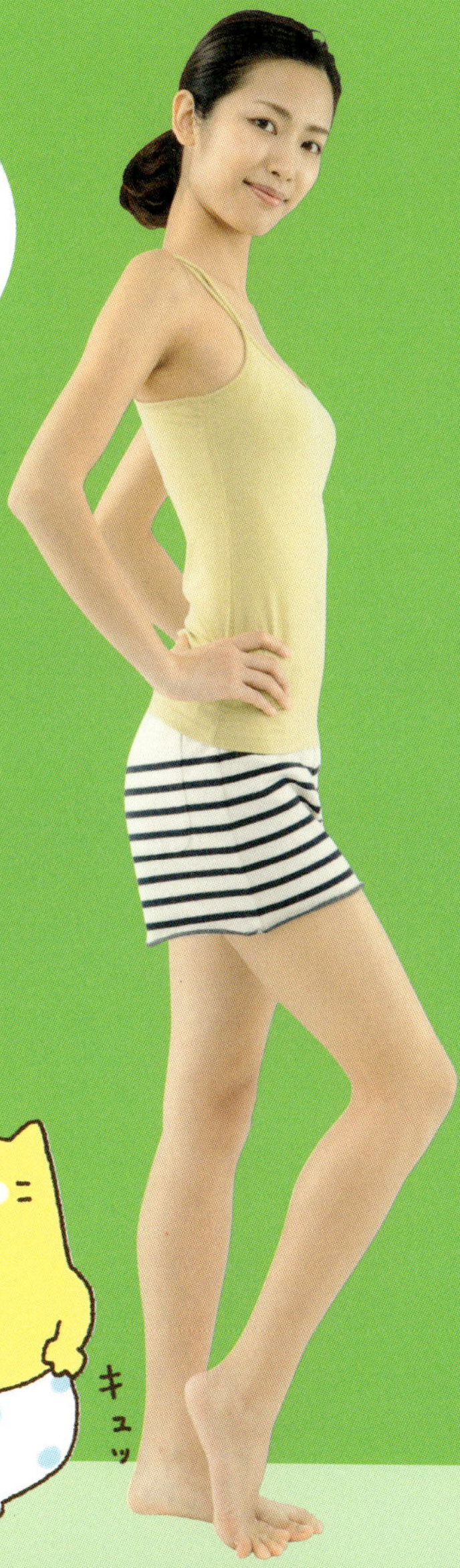

全身の悩みを解決！

朝と夜の基本のポーズに加えて、お尻、太もも、二の腕など、気になる部位に効く応用ポーズをご紹介！　これで全身シルエット美人になれる!!

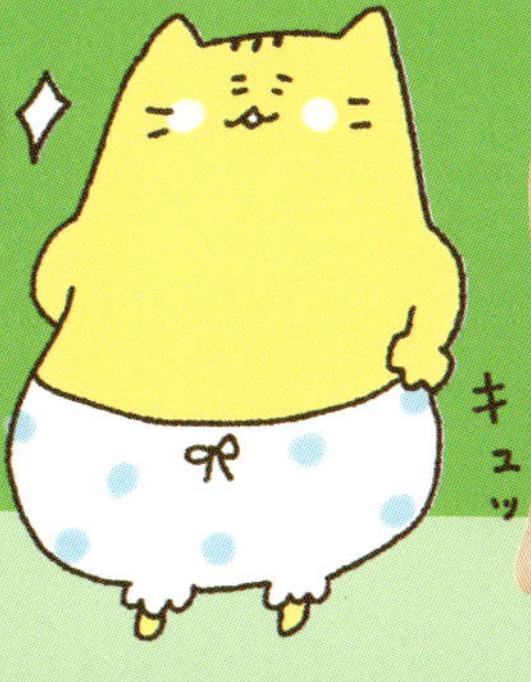

下腹ぺたんこになったら

気になる部分も整えて全身シルエット美人に!!

下腹がへこんで姿勢もよくなった!!

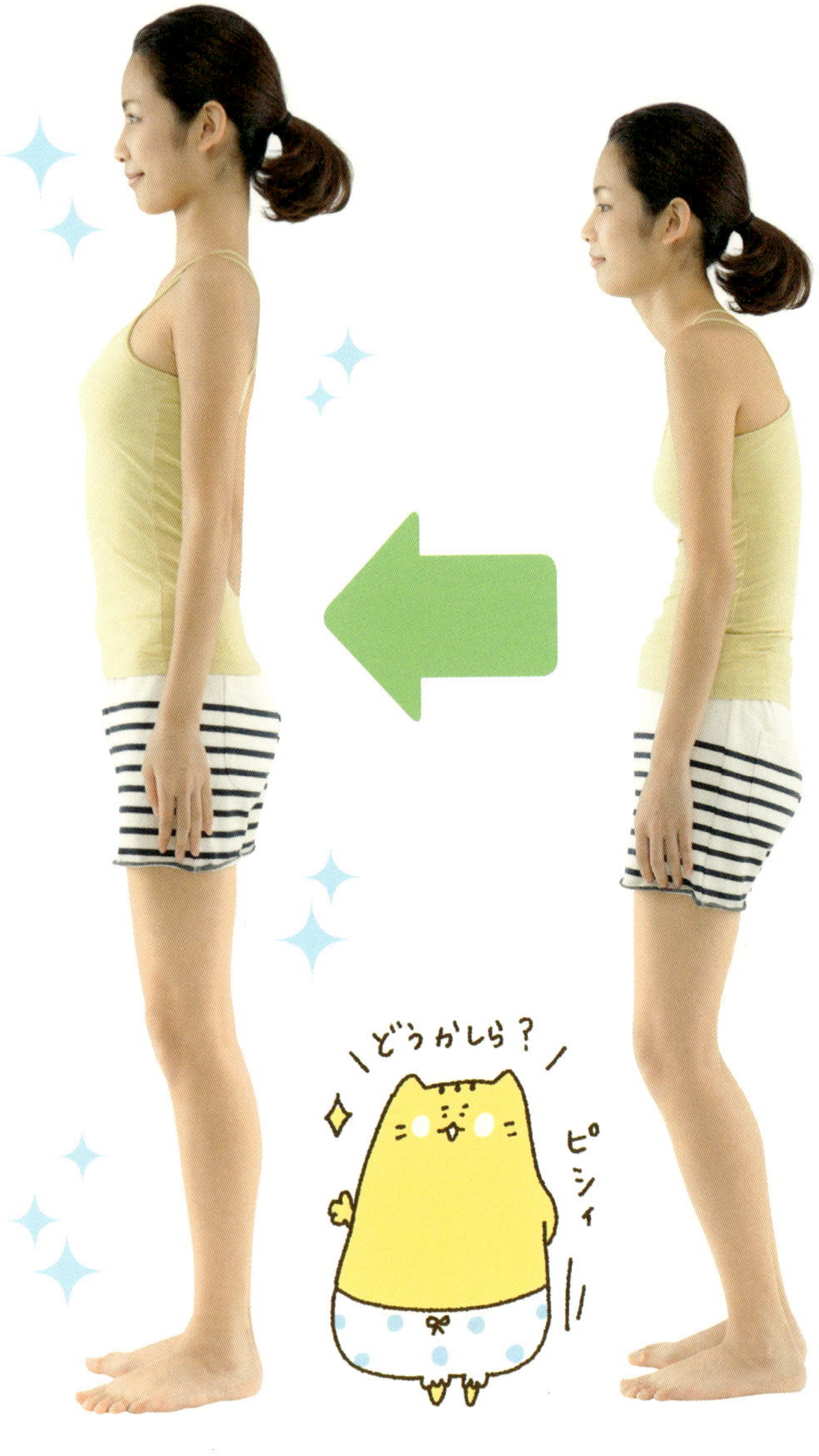

下腹ぺたんこポーズで、
S 字マーメイドラインに！

下腹ぽっこりや
猫背の悪姿勢が…

でもまだまだ気になる部分も直したーい!!!

ほっそりした
肩のライン

キュッと上がった
お尻

キレイな
背中のライン

スッキリとした二の腕

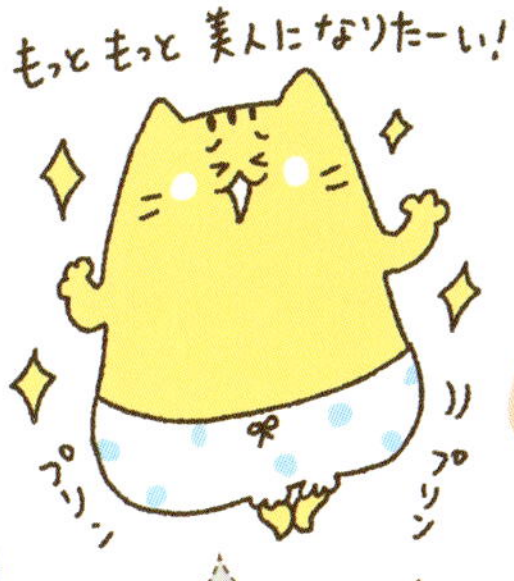
もっと もっと 美人になりたーい!
プリンッ
プリンッ

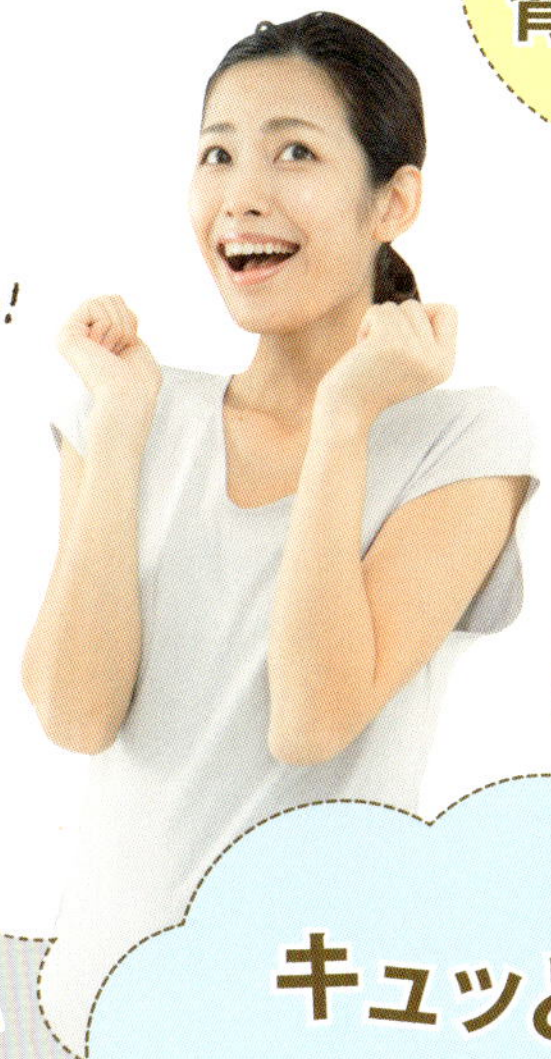

まっすぐな美脚

張り出していない
太もも

キュッとした
くびれ

気になる部位に効く応用ポーズを紹介します

年齢とともに垂れてきたお尻、なかなか落ちない太もものお肉、ゆれる二の腕……。気になる体の部位はたくさんあります。

そこでここでは、朝・夜のポーズに加え、各部位に働きかけるポーズもご紹介していきます。

基本のポーズと組み合わせて行うことで、より効果を実感できるはずです。

ポーズを続けることで姿勢がよくなると、自然とポジティブな気持ちになったり、心にもいい影響がいっぱいです。体と心は連動しているので、「なんだか最近疲れて元気がないな」と思っているときほど、さまざまなポーズに挑戦し、体をリセットしてみてください。

ウエストのくびれ

ねじってくびれポーズ

7秒ねじり上げて美くびれを作る!!

1 手と足を組んでまっすぐに立つ

両手は胸の前でラクに組む。足はねじる方向側の足を前にしてしぼるように組む。

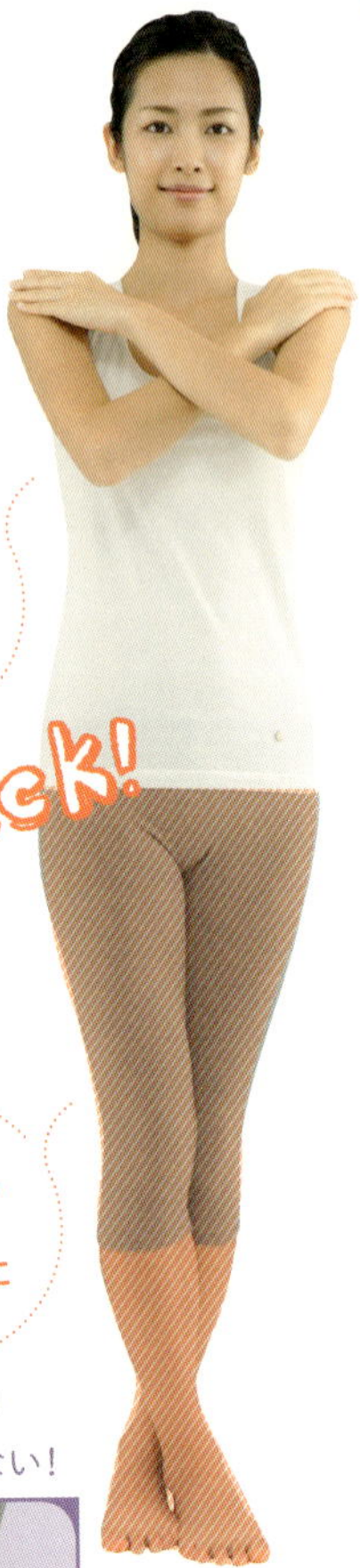

両手は左右どちらを上にしてもOK

右にねじるときは右足を前に

足を組んで下半身をしっかりロック!

NG!
足は離さない!

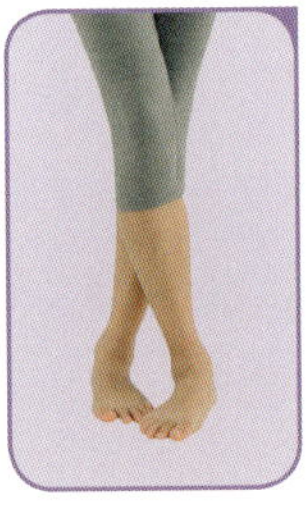

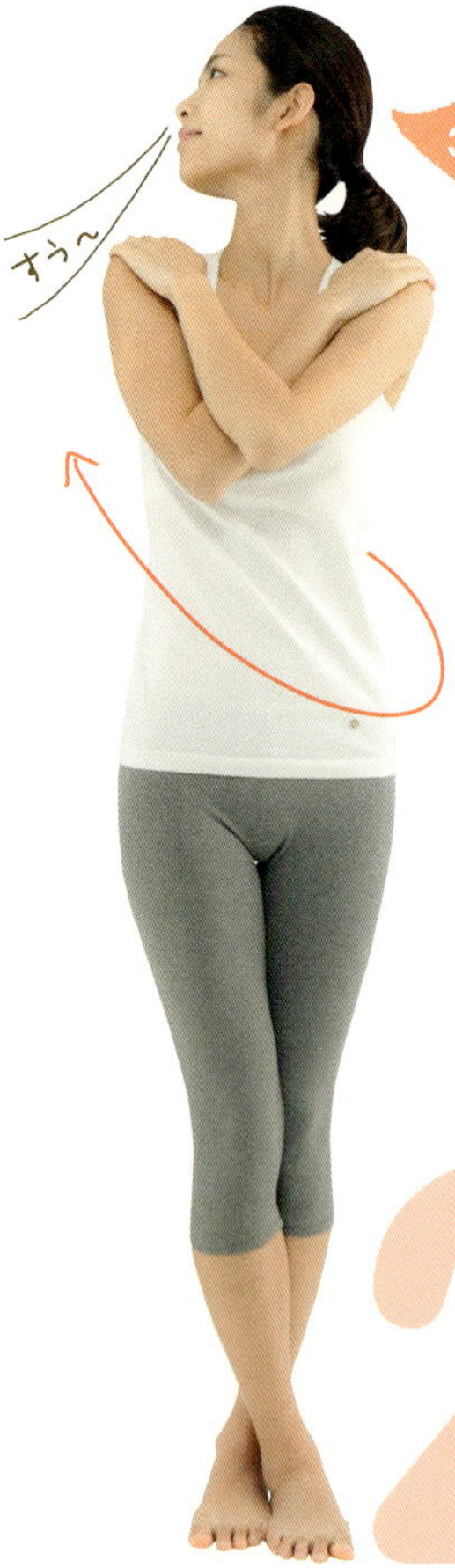

3秒で吸う

2 息を吸いながらななめ上にねじり上げる

鼻から息を3秒で吸う間に、ななめ上にウエストをねじり上げる。

POINT

- ウエストをねじり上げる
- 呼吸を意識する
- ねじり姿勢をキープする

Pose

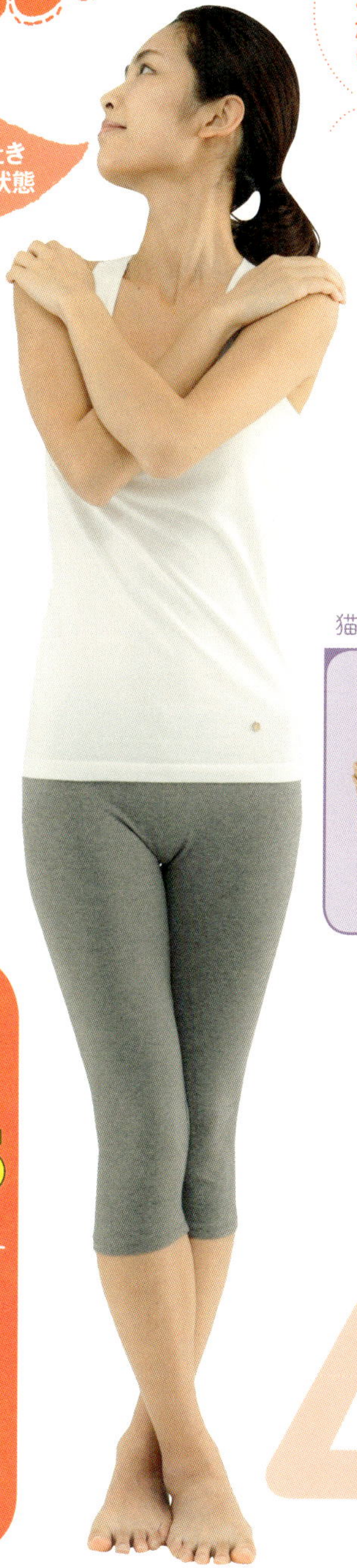

息は吐き
きった状態

この姿勢のまま、呼吸だけを2回くり返す

7秒静止!

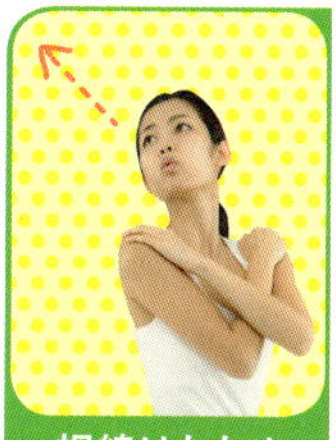

視線はななめ45度上に

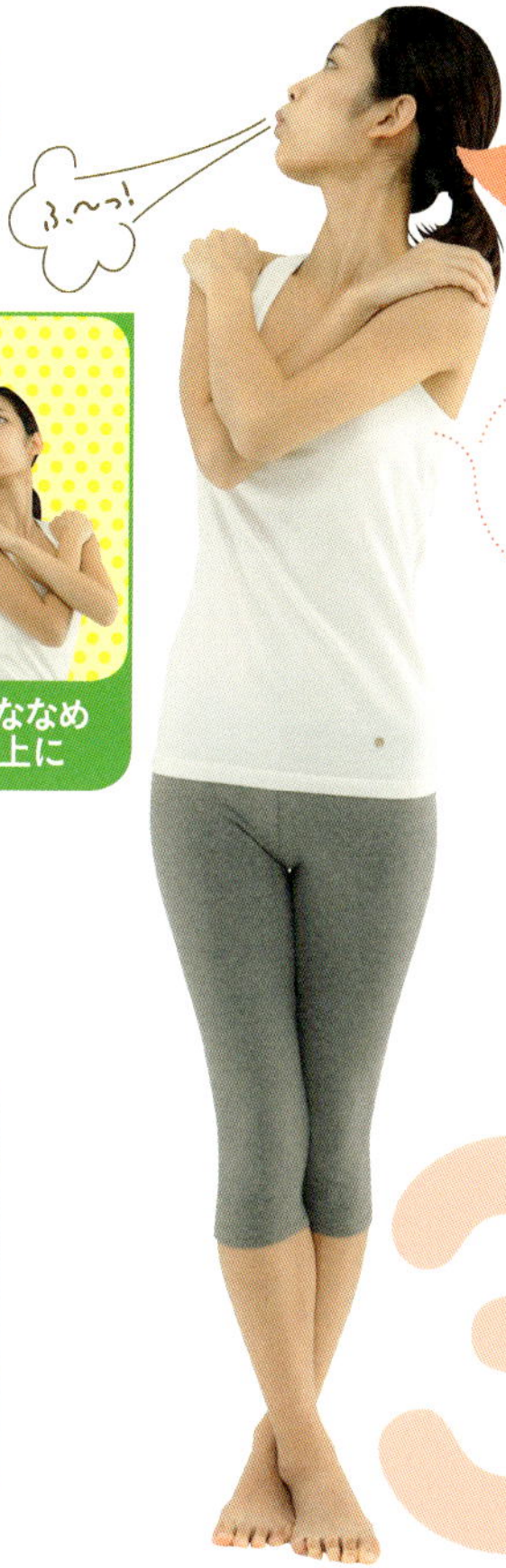

ふ〜っ!
一気に
吐く
ぐぐっと
ねじり
上げる!

NG!
猫背にならない!

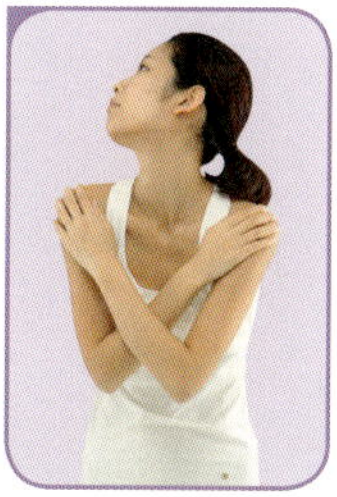

1回で15秒
3〜4を2回
反対側も行う

3 息を吐きながらさらにねじり上げる

口からいきおいよく息を吐ききりながら、さらに上半身をねじり上げる。

4 息を吐ききったらそのまま7秒キープ!

上半身のねじりを感じながら7秒間静止する。呼吸だけもう1回くり返す。反対も同様に行う。

骨盤・お尻
太もも

美脚・美尻ポーズ

骨盤をしっかり固定する、これが本当の骨盤回し!!

1 まっすぐに立って つま先を合わせる

両手は力を抜いて、腰に添える。足はつま先を合わせてかかとを45度に開く。

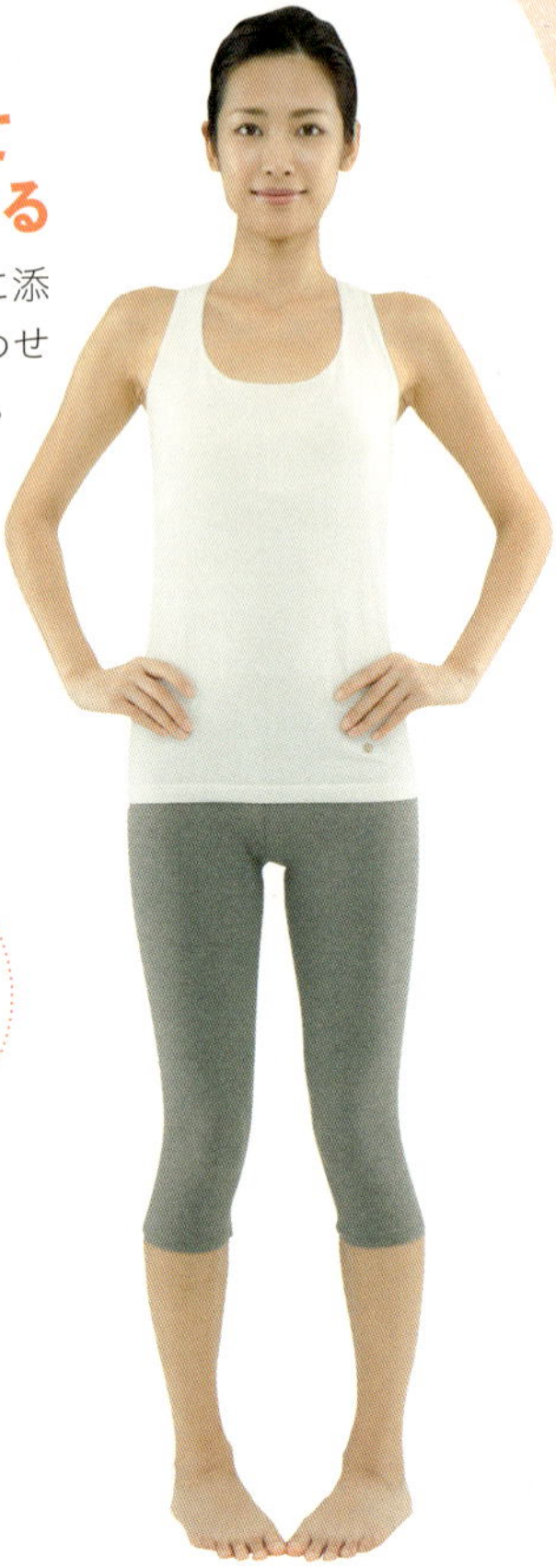

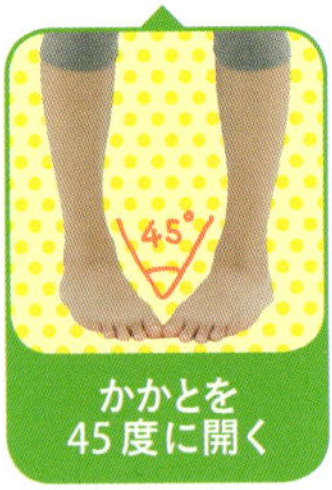

かかとを
45度に開く

骨盤が立って
しまっている
状態にロック!

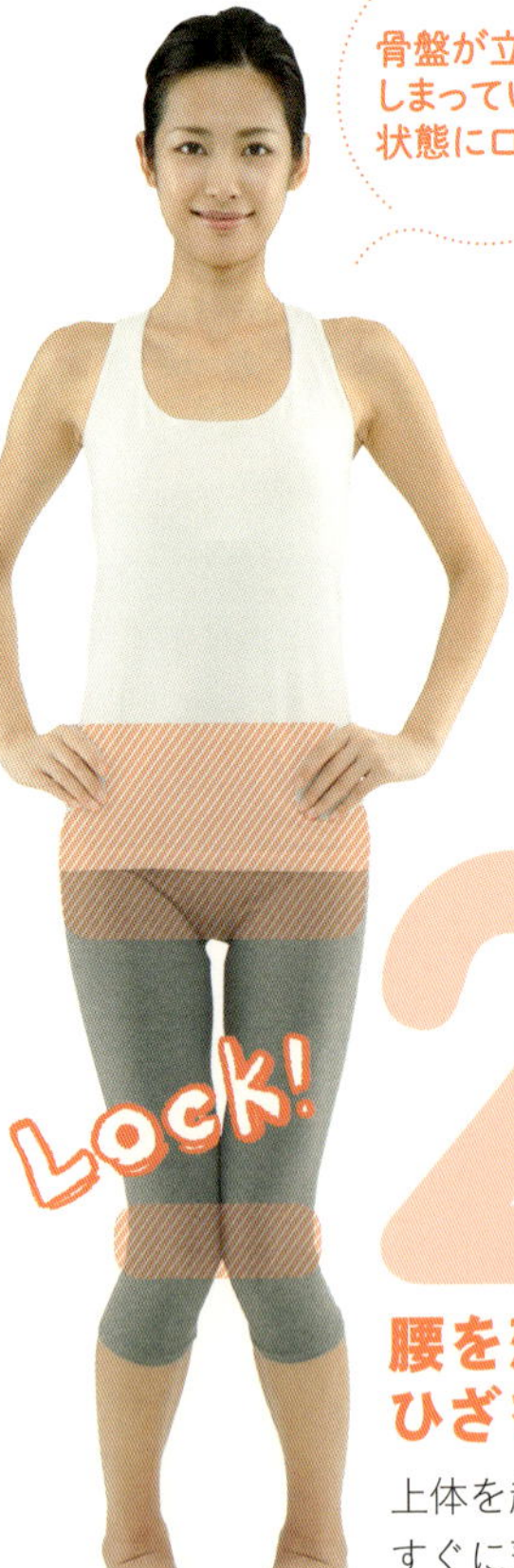

2 腰を落として ひざを合わせる

上体を起こしたまま、腰をまっすぐに落としながら、ひざを合わせる。

POINT

- 前かがみにならない
- 骨盤を立てるように意識
- なるべくゆっくり回す

Pose

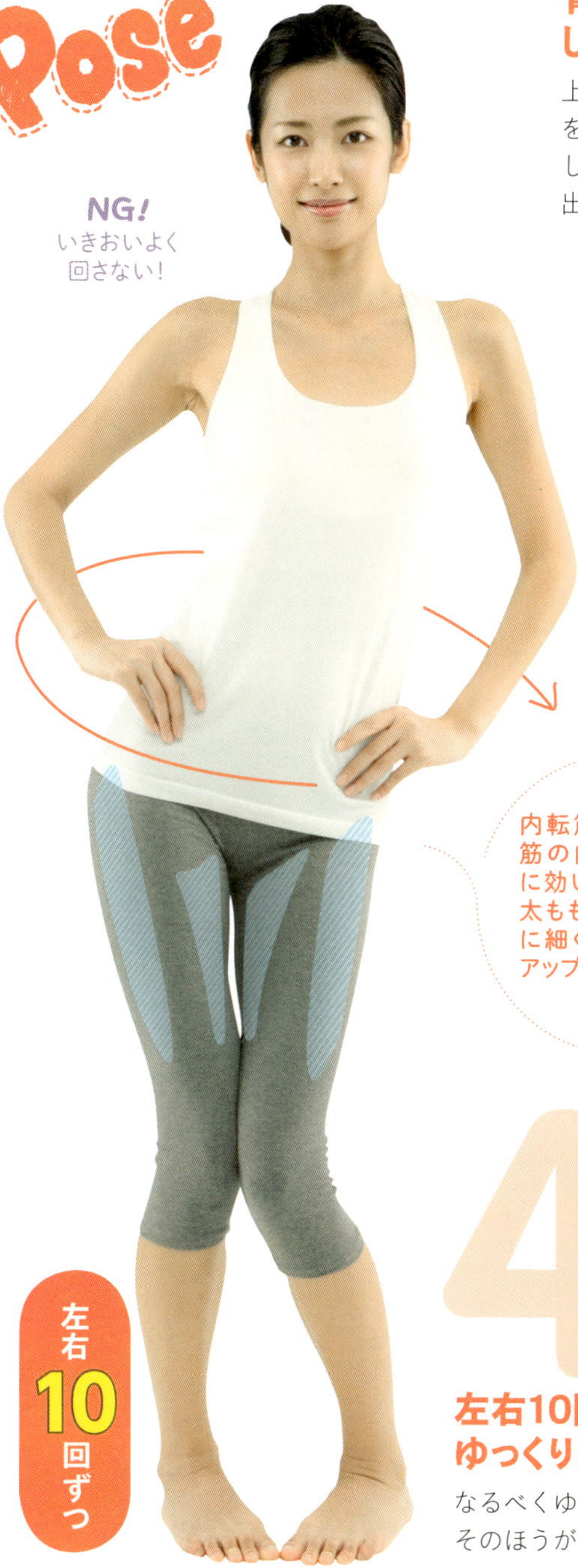

NG!
いきおいよく
回さない！

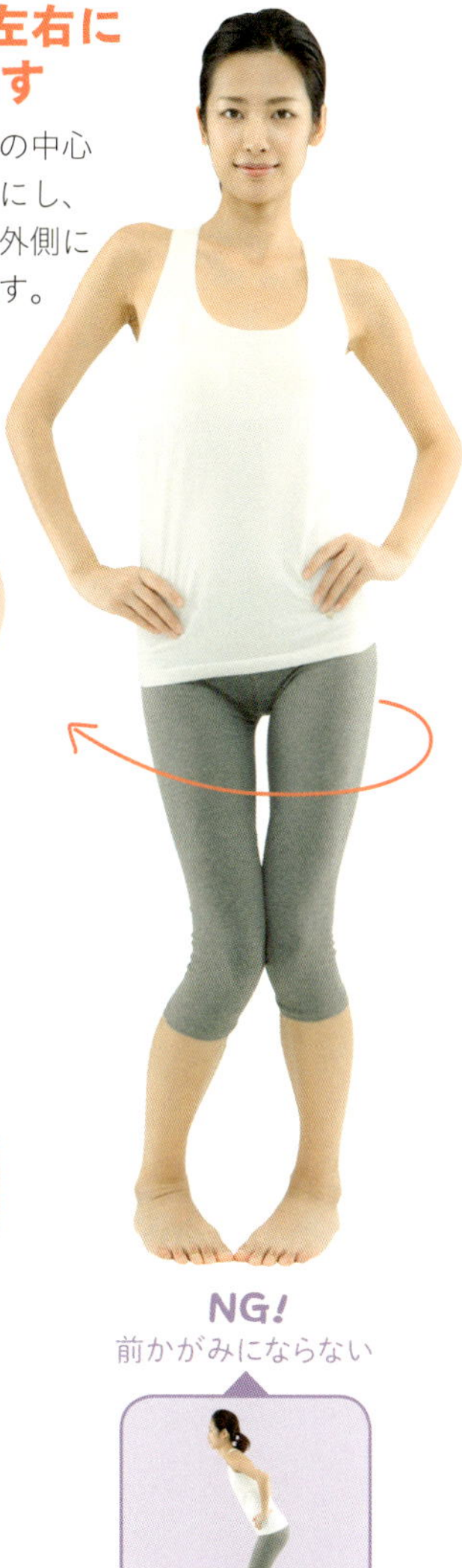

3

骨盤を前後左右にしっかりと回す

上体を起こして体の中心をずらさないようにし、しっかりと骨盤を外側に出すようにして回す。

内転筋、大腿四頭筋の内と外の両方に効いているので、太ももが太くならずに細くなる。ヒップアップにもつながる！

4

左右10回ずつゆっくりと回す

なるべくゆっくりと回す。そのほうがしっかりと効く。

左右10回ずつ

NG!
前かがみにならない

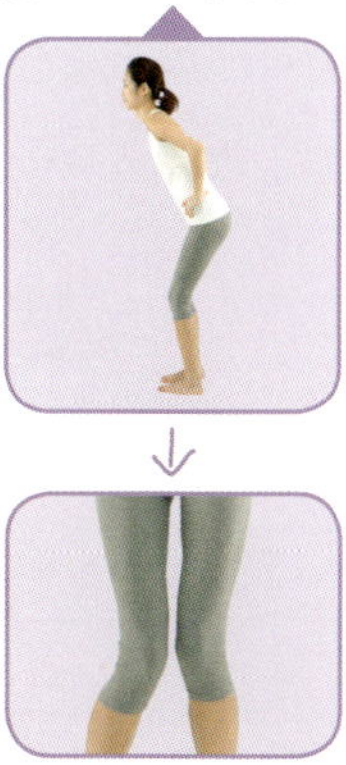

前かがみになるとひざが開いてしまう

お尻・脚
腰痛

美脚・美尻ポーズ ハイパー

骨盤と同じくゆがみやすい股関節を整える!!

1 両足を開いて、足先を外に向ける

なるべく、肩幅以上に両足を開き、足先も180度になるよう外側に向ける。

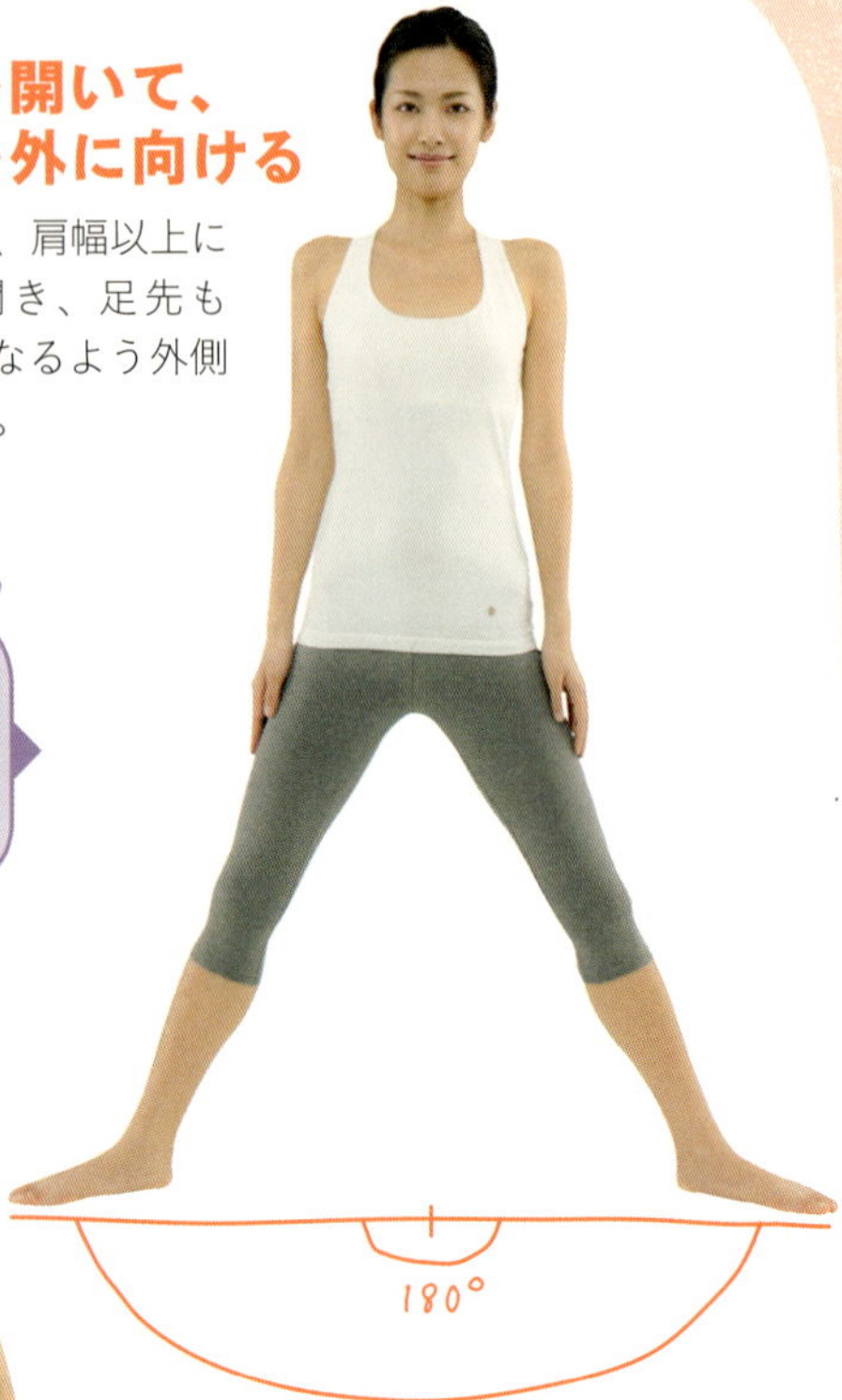

NG!
足先は外側に向ける

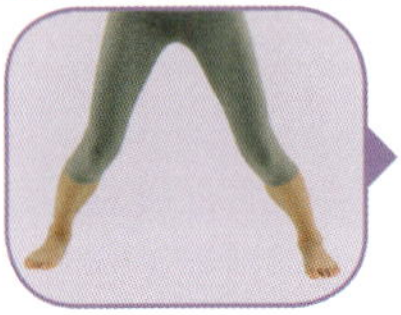

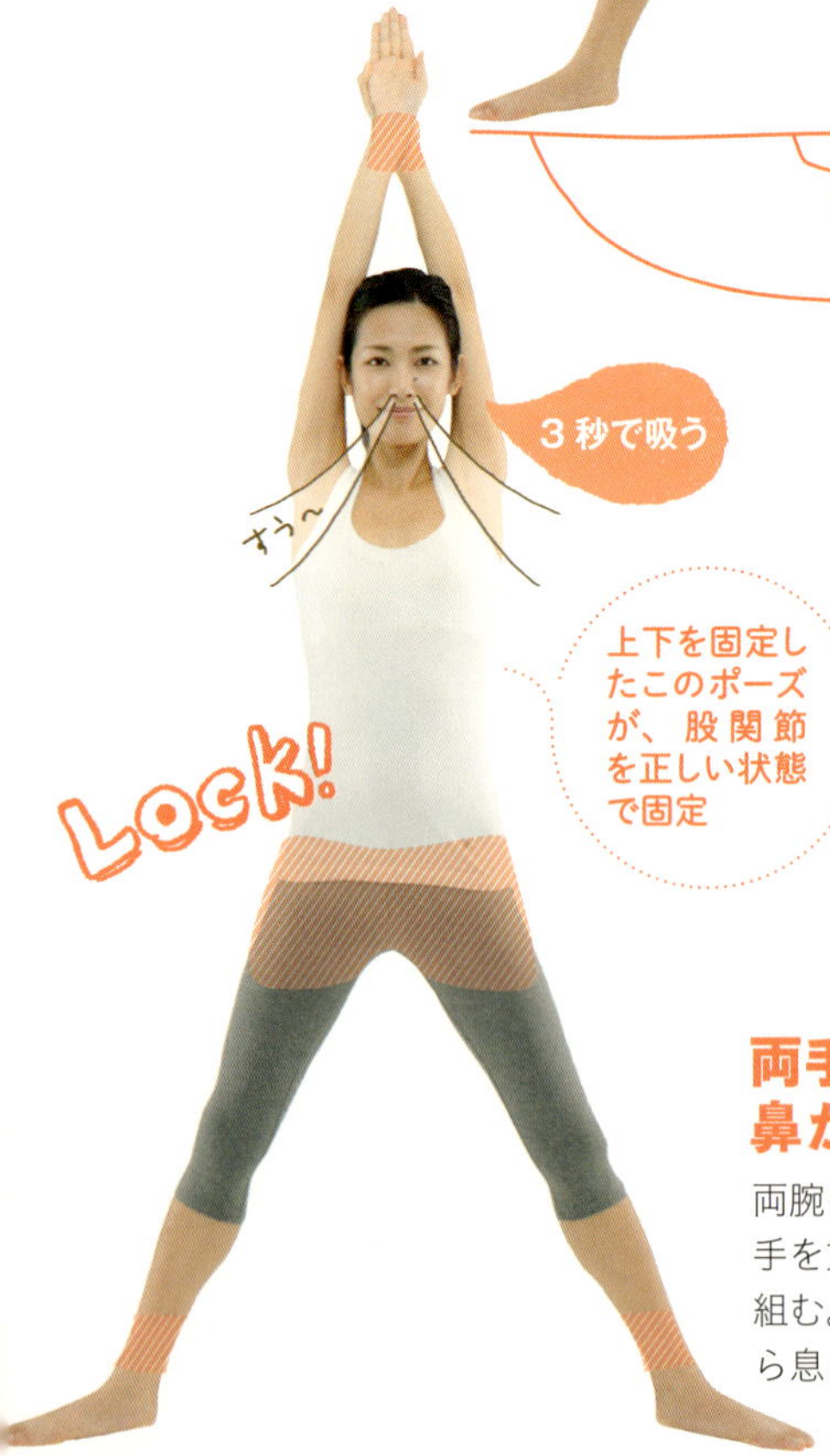

上下を固定したこのポーズが、股関節を正しい状態で固定

2 両手を上げて組み、鼻から息を吸う

両腕を耳の後ろで上げて両手を重ね、腕をしっかりと組む。いきおいよく、鼻から息を3秒で吸いこむ。

POINT

- 足はできるだけ開く
- 前のめりにならない
- お尻・太ももを意識する

1回で15秒
2回くり返す

3 息を吐きながら腰を落とす

上半身をまっすぐにして、息をいきおいよく吐きながらじっくり腰を落としていく。

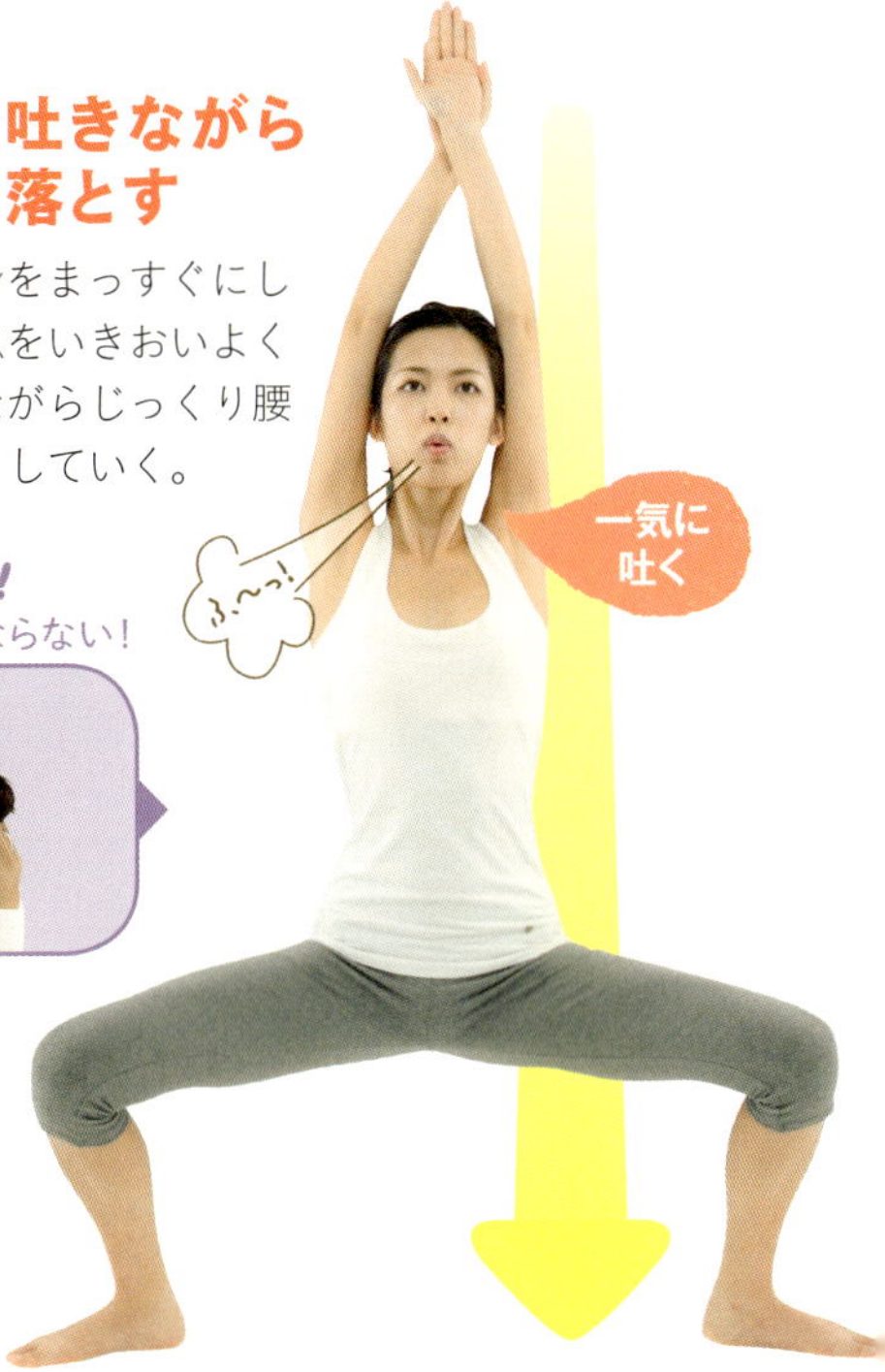

NG!
前のめりにならない!

Pose

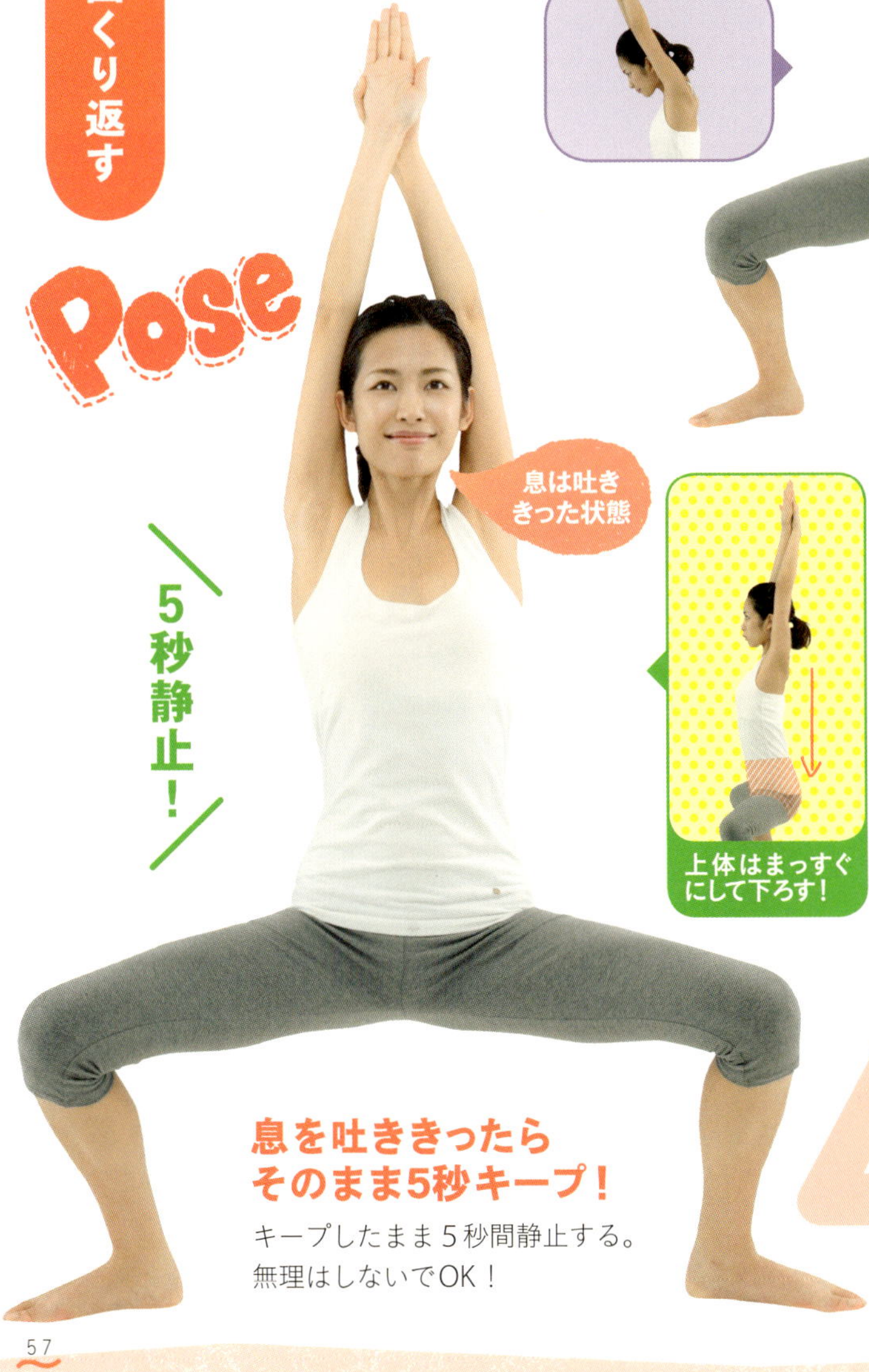

5秒静止!

上体はまっすぐにして下ろす!

股関節のバランスがとれて、ヒップアップ＋太ももやせ!

4 息を吐ききったらそのまま5秒キープ!

キープしたまま5秒間静止する。無理はしないでOK!

二の腕
背中

寄せて二の腕・背中ポーズ

肩甲骨の可動域を広げてスッキリとした肩まわりに!!

POINT

- ●ひじを90度に曲げる
- ●胸は前に出すように
- ●肩甲骨をぐう〜っと寄せる

1

両腕を水平に上げて ひじを90度に曲げる

肩のラインより腕が下がらないようにする。手のひらは外側に向ける。足はかかとをつけてつま先を開く。

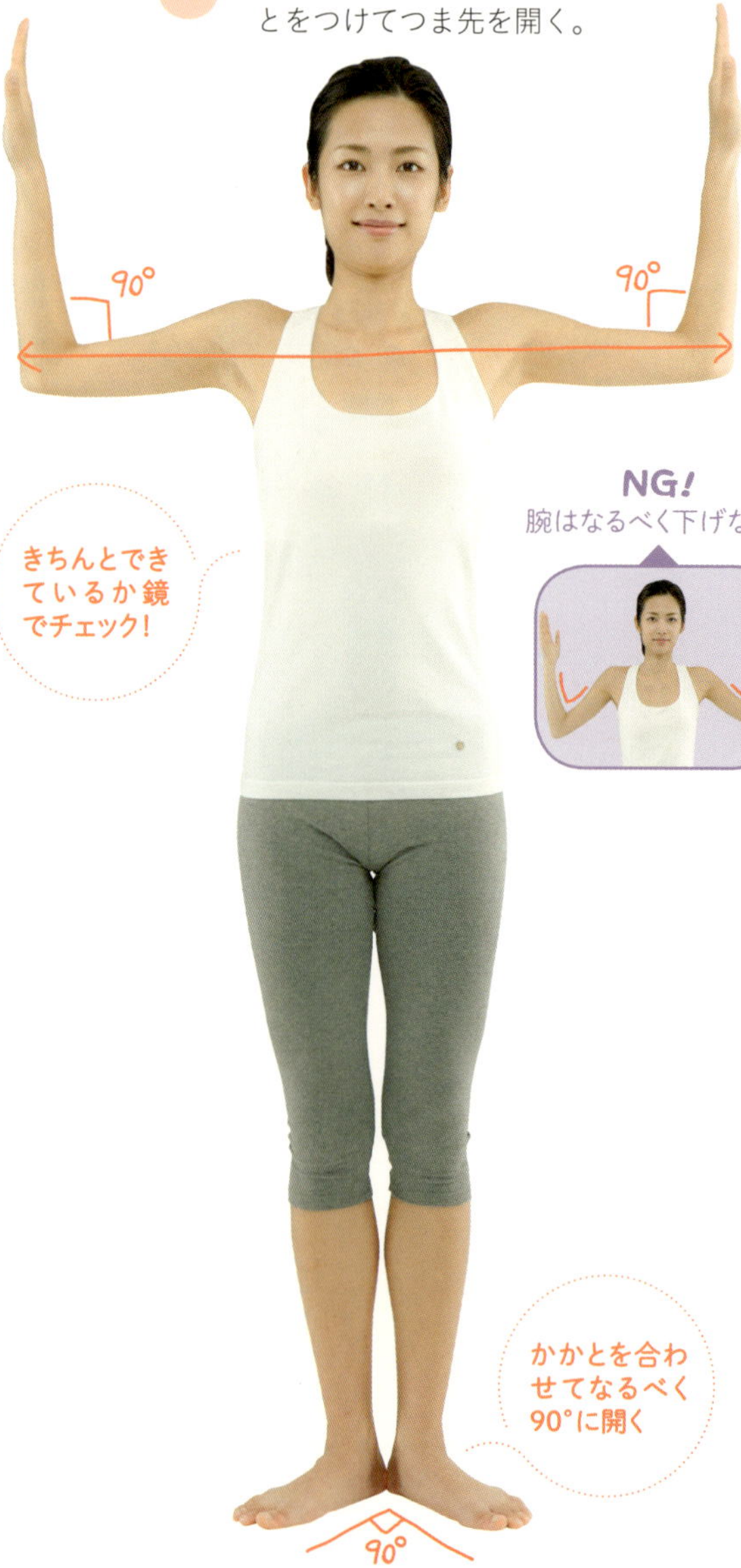

きちんとできているか鏡でチェック!

かかとを合わせてなるべく90°に開く

NG!
腕はなるべく下げない!

Pose

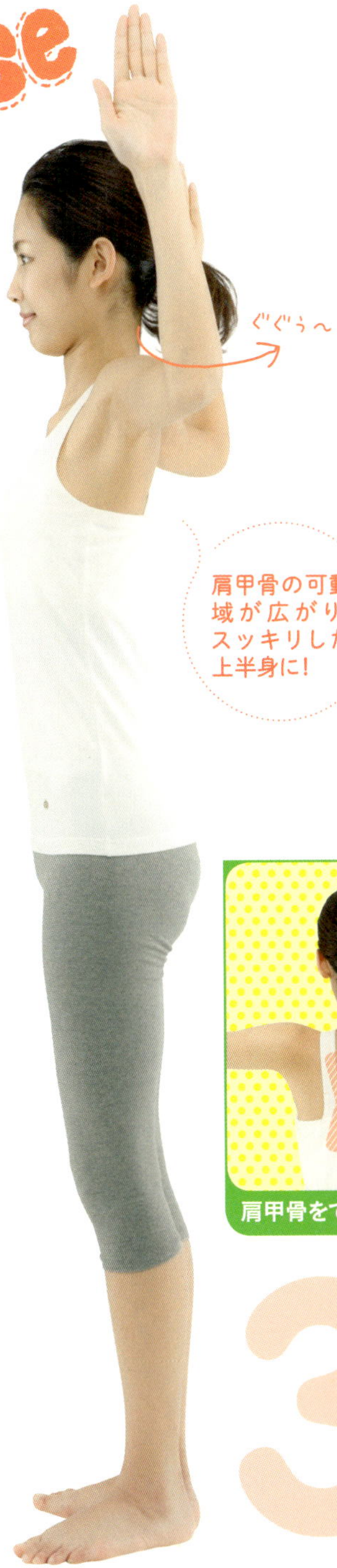

5秒静止！

1回で10秒
3回くり返す

2

胸は
前に出す

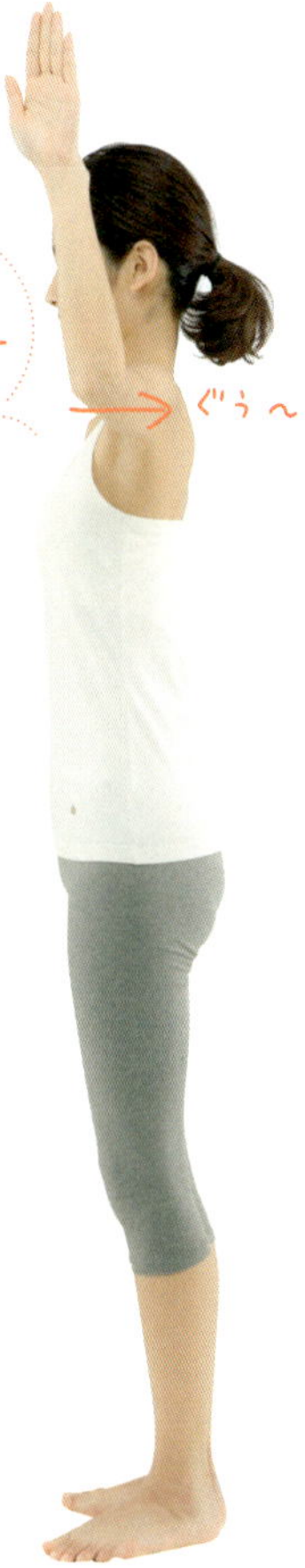

**両腕を後ろ側に
ゆっくりと引く**

いきおいはつけないで、ぐぅ〜っと引いていく。肩甲骨を寄せるように意識する。

肩甲骨の可動域が広がり、スッキリした上半身に！

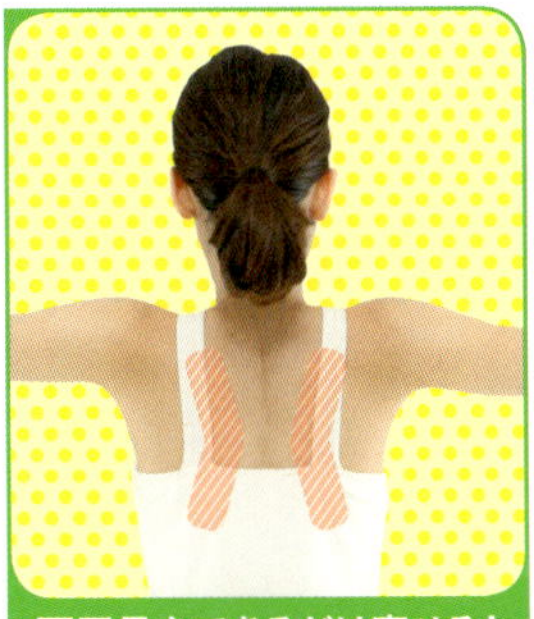

肩甲骨をできるだけ寄せる！

3

**引ききったら
そのまま5秒キープ！**

できるところまで引いたらキープしたまま５秒静止する。腕を下げないように。

全身をチェック！

さらなるブスポイントを発見！ あなたはどのタイプ？

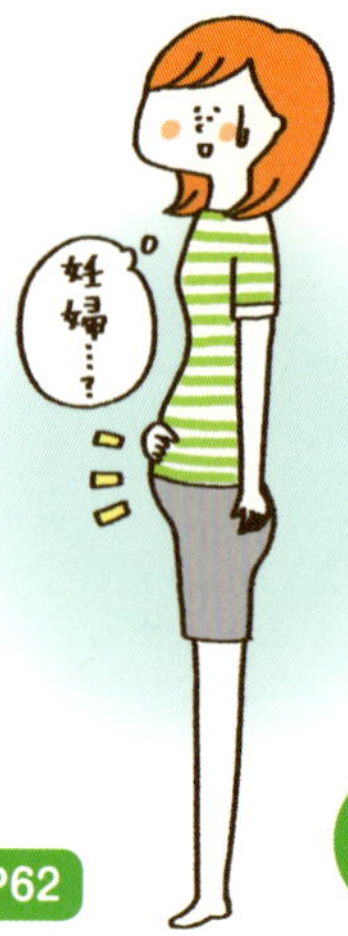

① ▶P62

下腹がとくに出ている子さん

高カロリーな夜の食生活が影響!? 下腹ぽっこりがかなり気になるので、基本ポーズに何か足したい。

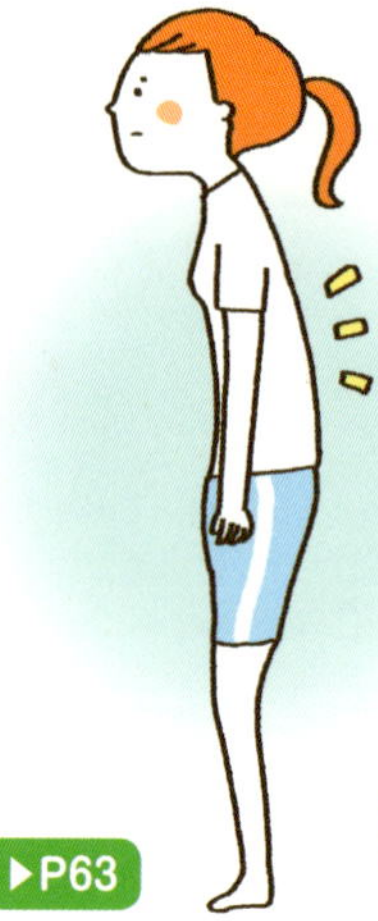

② ▶P63

猫背で首が前に出ている子さん

パソコン作業のせいか、いつの頃からか前のめり体型に……。横から見たときの自分の悪姿勢にがっくり。

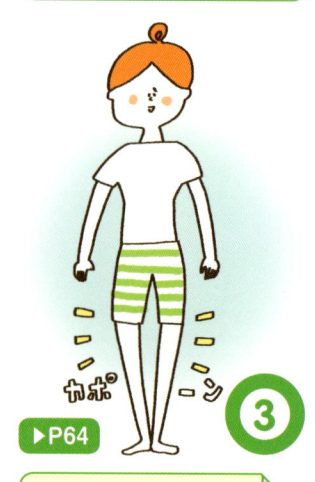

③ ▶P64

O脚で立ち姿が悪い子さん

足が太いわけではないのに、両足が閉じてくれないのが悩み。カニみたいに足を開いて立っていることも。

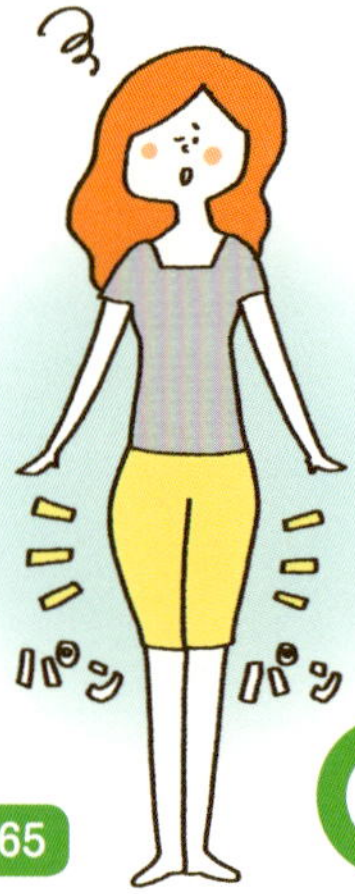

④ ▶P65

太ももが太い子さん

とにかく昔から太ももが太い！ 横から見ると張り出して見えます。どっしり下半身太りの場合も。

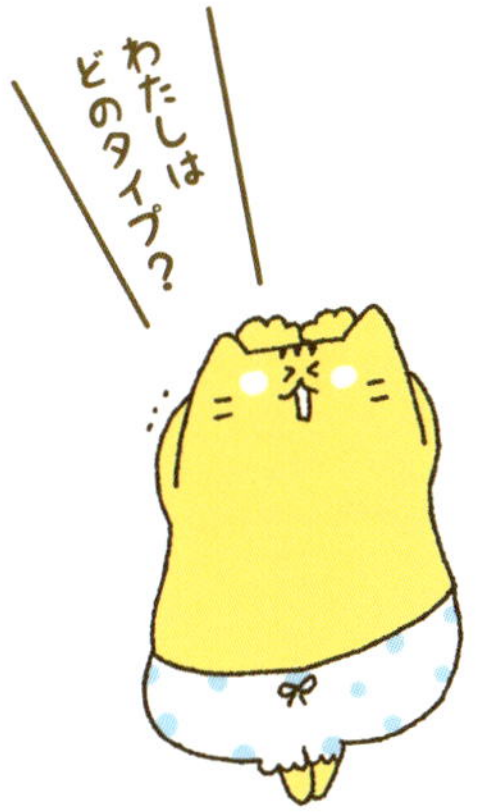

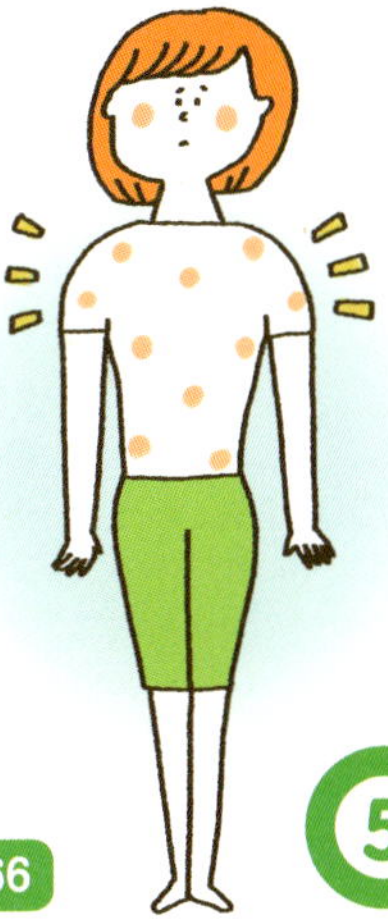

5

▶P66

肩と腕がガチガチ ムッチリ子さん

スポーツ選手のようなガッチリ骨太感が悩みのタネ。か弱い女の子に見られたいのになぜか強そう……。

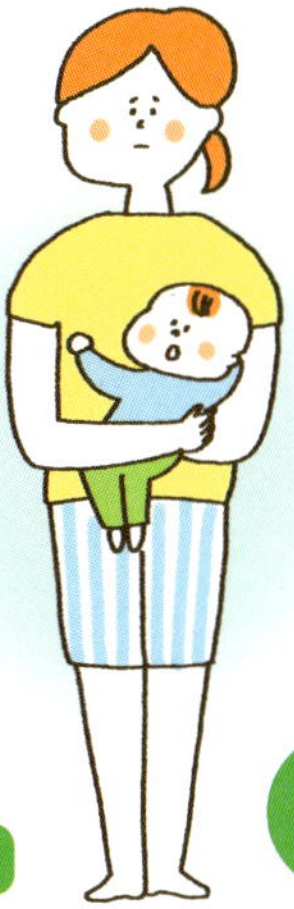

6

▶P67

産後で体が ガタガタ子さん

妊娠前の自分を忘れてしまいそうなくらいゆがみきった体。育児疲れもあり、全身がこっている感じ。

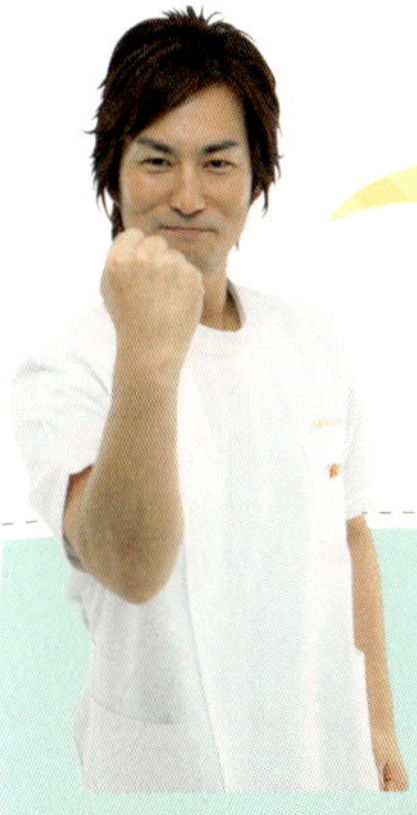

下腹ぺたんこポーズと応用ポーズを合わせて シルエットブスを解決!!

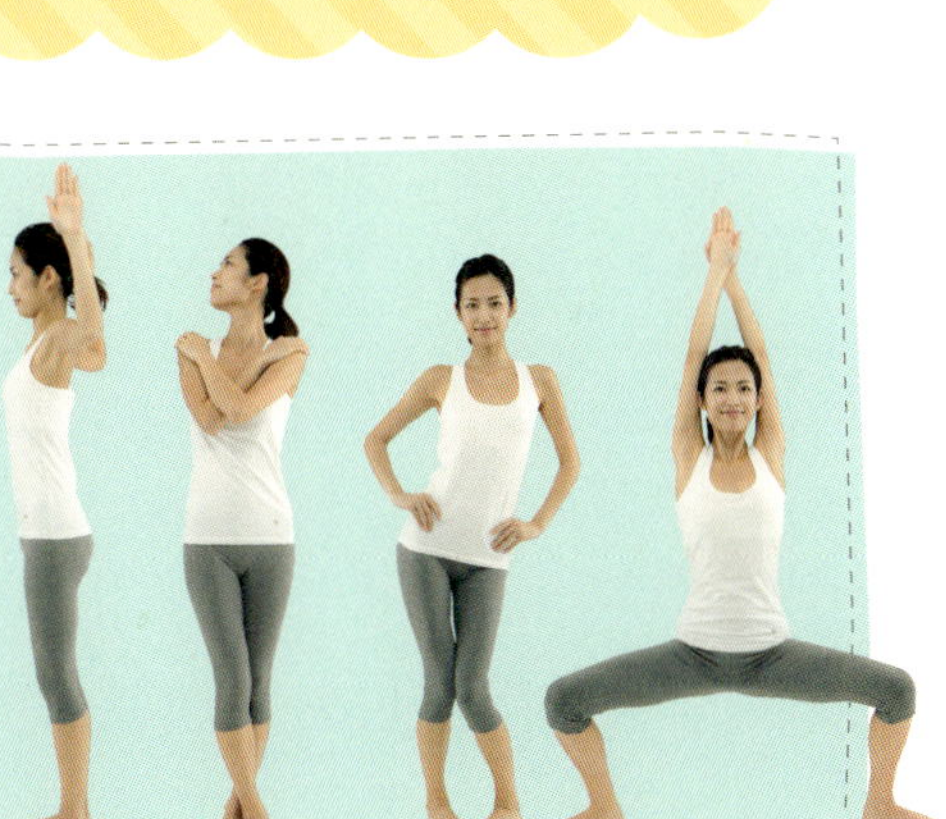

部位別に効果的な応用ポーズを紹介します

気になる部位の不満は、応用ポーズで解消！ ❶～❻のタイプの組み合わせポーズはP62から紹介しています。もちろん、全部の応用ポーズをしてもいいですよ！

保存版

シルエットの悩みをタイプ別に解決！ポーズを組み合わせよう

① 下腹がとくに出ている子さん

こんなタイプ……

そんなに太っていないのに下腹だけ年々とび出ていく。高カロリーなものが好きだったり、生活サイクルが不規則なのが特徴。触ってみるとお腹だけ冷たいことも。

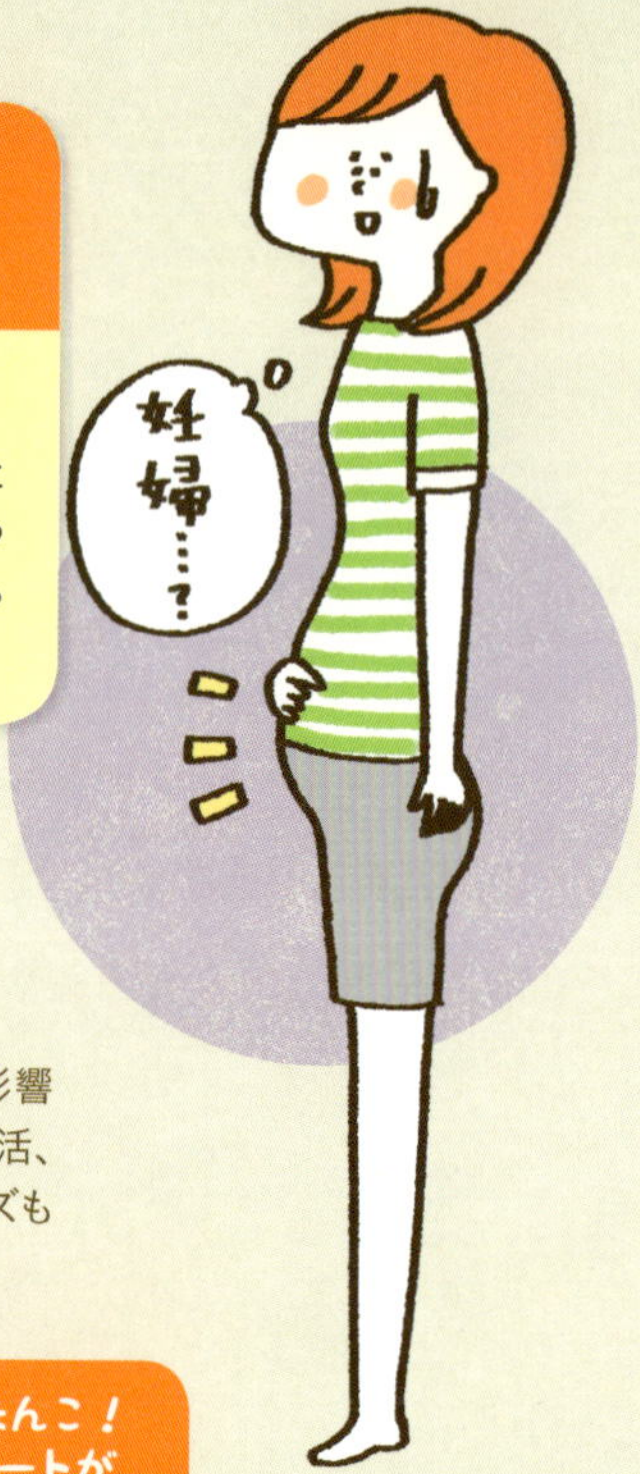

妊婦…？

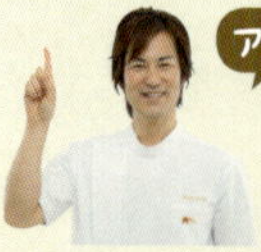

アドバイス

ポーズとあわせて食生活の見直しも

もしかするとそのお腹は内臓脂肪の増加も影響しているかもしれません。ポーズと一緒に食生活、生活サイクルも整えて！　腸内が整えばポーズもしっかり効いて脂肪も落ちていきます！

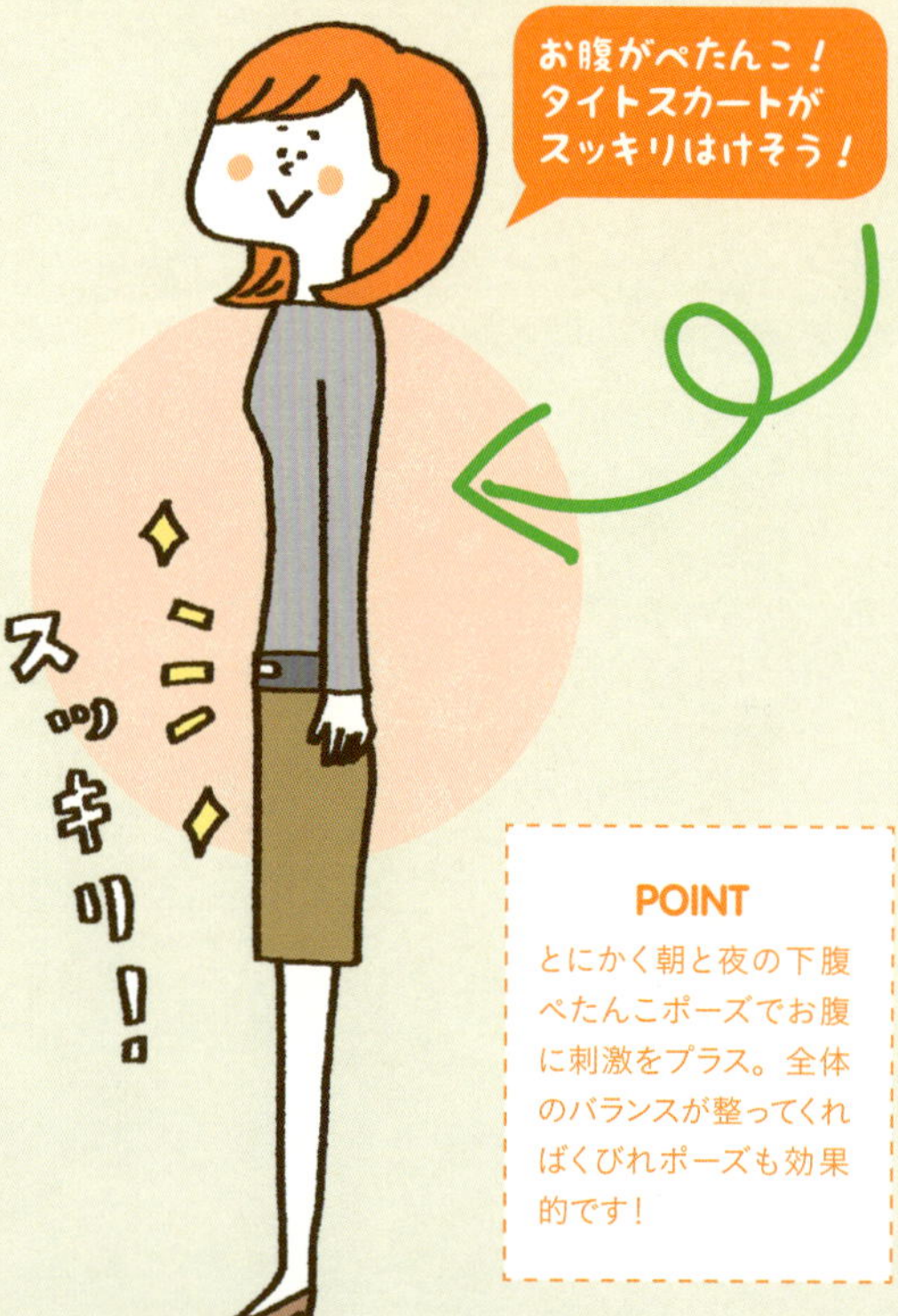

お腹がぺたんこ！
タイトスカートが
スッキリはけそう！
スッキリ！

〈ポーズの組み合わせ〉

下腹ぺたんこポーズ ▶P32

＋

夜の骨盤リセットポーズ ▶P34

＋

ねじってくびれポーズ ▶P52

POINT

とにかく朝と夜の下腹ぺたんこポーズでお腹に刺激をプラス。全体のバランスが整ってくればくびれポーズも効果的です！

② 猫背で首が前に出ている子さん

こんなタイプ……

背中が丸まり、首がななめ前方にまっすぐに伸びてしまっている状態。便秘がちなことが多い。デスクワークなどで前のめりになって、気づかないうちにクセになることも。

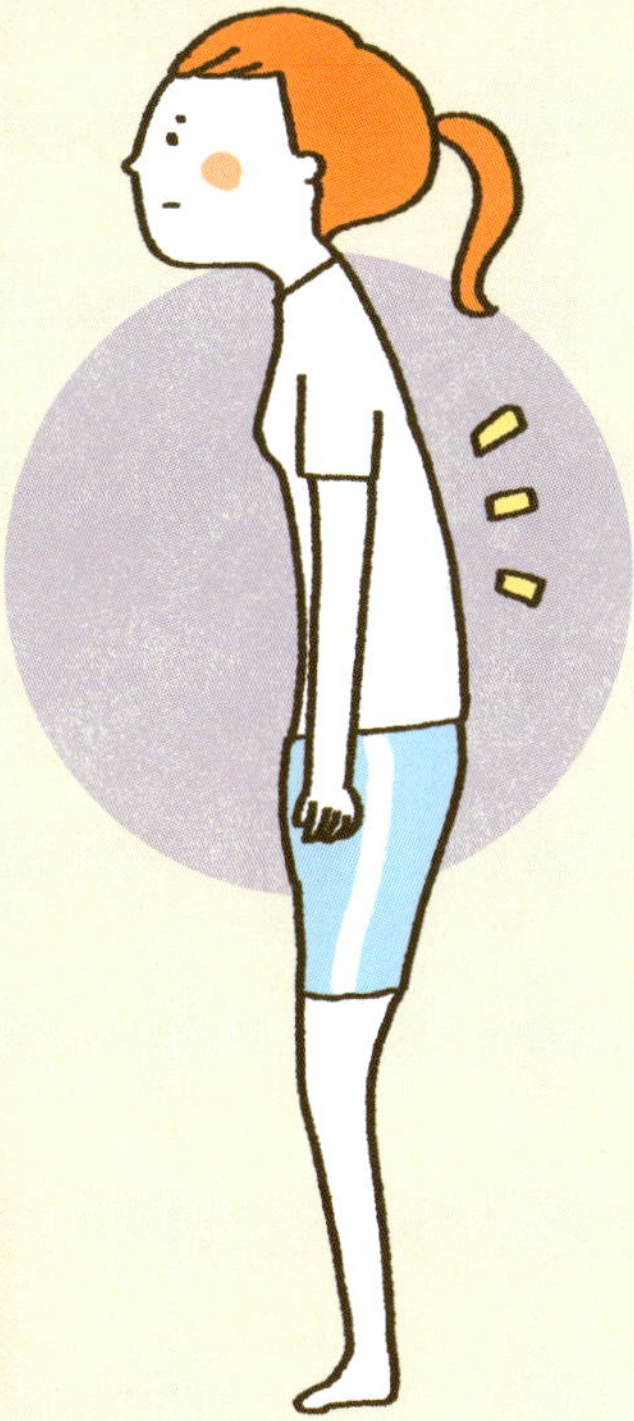

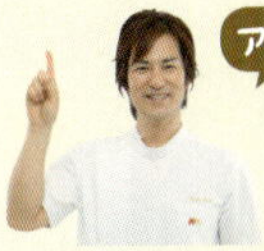

アドバイス

猫背にいいことなし！ 背筋を伸ばすクセをつけて

前かがみになっているため、内臓や他の器官が圧迫されて、骨盤の開き、内臓下垂などの原因になります。便秘がちになったり、呼吸が浅くなっていることも。しっかり背筋を伸ばすよう意識しましょう！

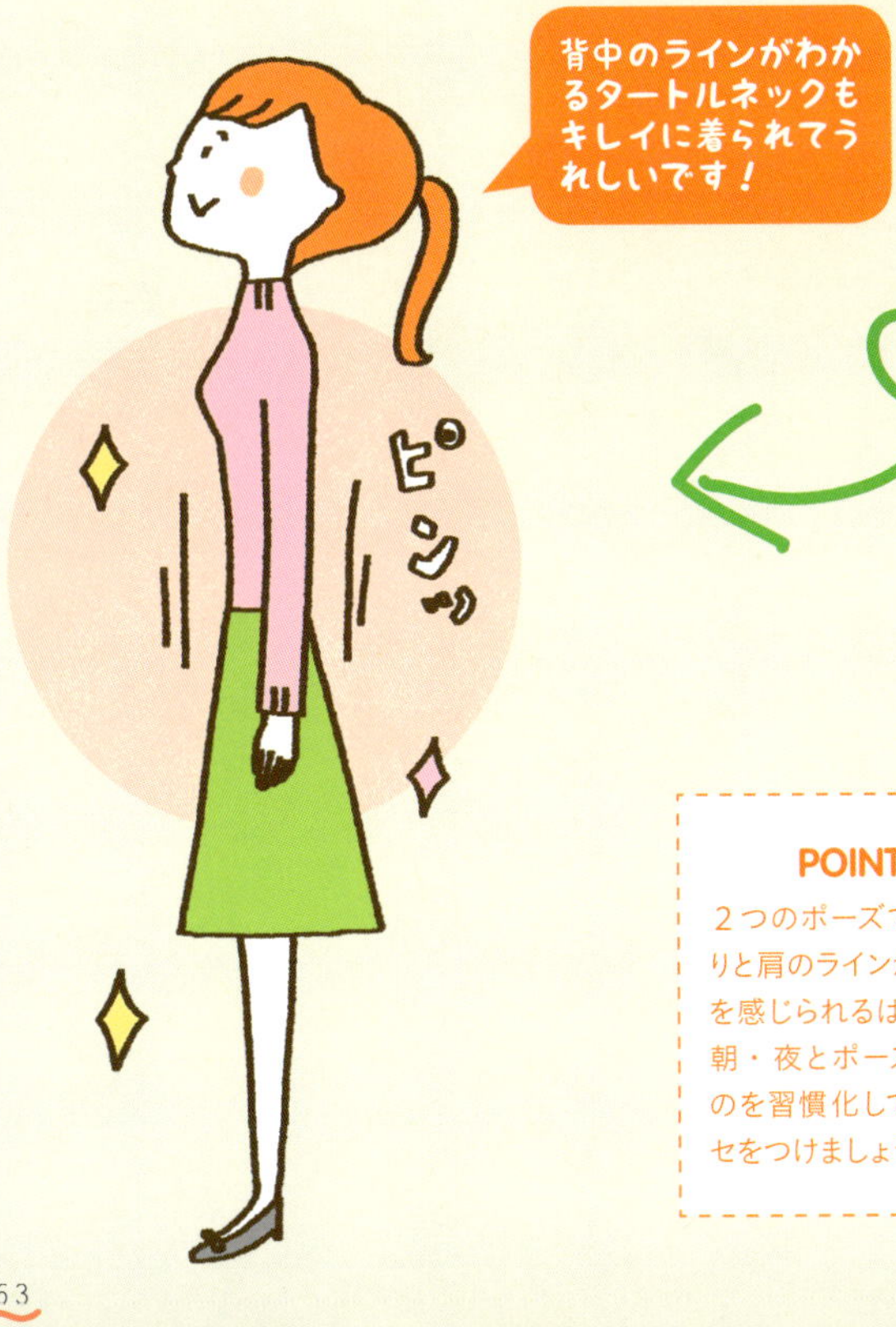
背中のラインがわかるタートルネックもキレイに着られてうれしいです！
ピンッ

POINT

２つのポーズでしっかりと肩のラインが開くのを感じられるはずです。朝・夜とポーズをとるのを習慣化して体にクセをつけましょう。

ポーズの組み合わせ

下腹ぺたんこポーズ ▶P32

＋

寄せて二の腕・背中ポーズ ▶P58

③ O脚で立ち姿が悪い子さん

こんなタイプ……

太ってもいないし、足も細い人が多いけれど、ひざがまったくつかない状態。長時間歩いていないのに足が疲れることが多い。足がキレイに見えないのが悩み。

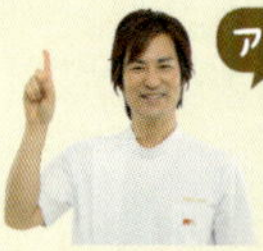

アドバイス

ポーズで矯正しながら歩き方も気をつけたい

O脚の場合は生まれつきもありますが、放っておくと関節が痛くなったり、筋肉がバランス悪くついたりしてしまいます。歩きながら外側の筋肉ばかり使うので足が痛くなります。ポーズで矯正していきましょう。

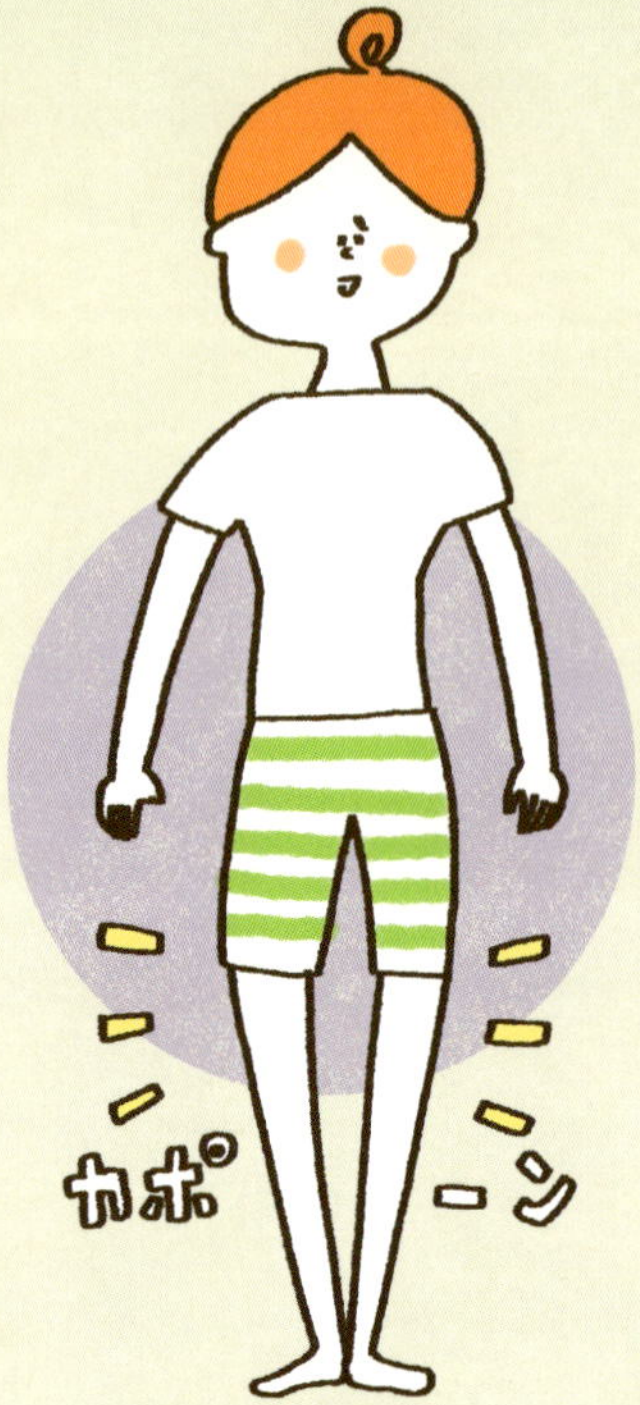
カポーン

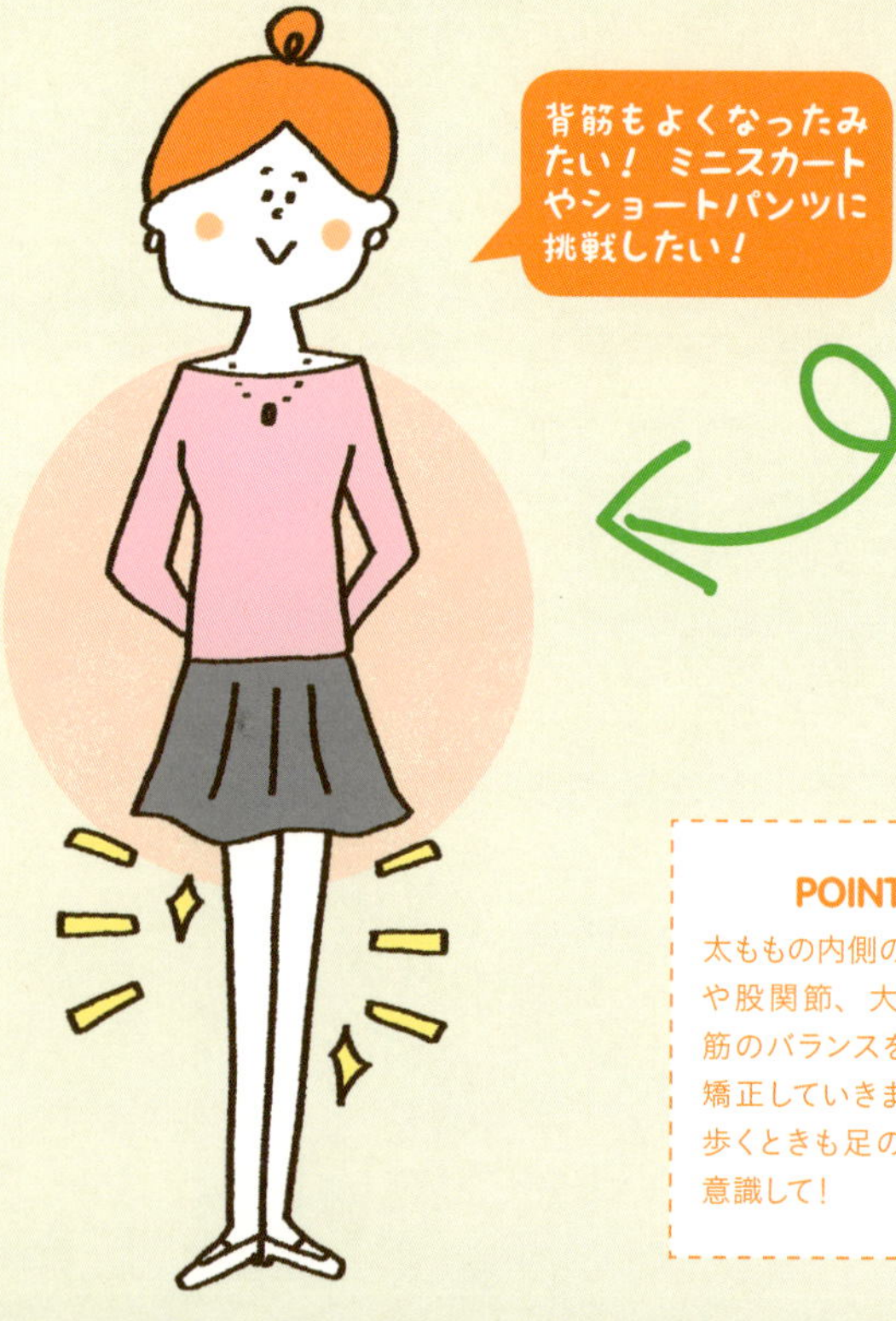
背筋もよくなったみたい！ ミニスカートやショートパンツに挑戦したい！

〈ポーズの組み合わせ〉

下腹ぺたんこポーズ
▶P32

＋

美脚・美尻ポーズ
▶P54

＋

美脚・美尻ポーズハイパー
▶P56

POINT

太ももの内側の内転筋や股関節、大腿四頭筋のバランスを整えて矯正していきましょう。歩くときも足の内側を意識して！

④ 太ももが太い子さん

こんなタイプ……

とにかく太ももが太い！　横から見ると太ももがパンパンに張り出して見えるのが悩み。ひざの上にもこんもりお肉が……。ふくらはぎも太く、足先は冷たい冷え性の場合も。

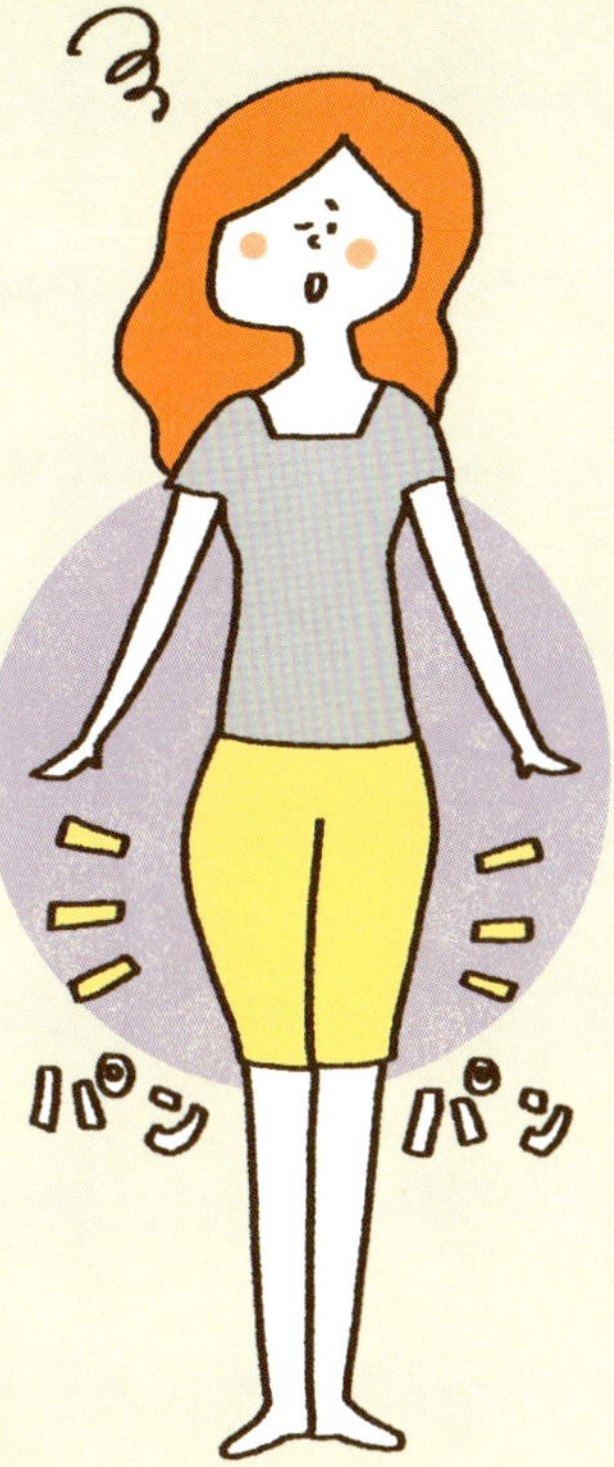

パン
パン

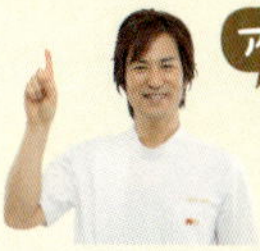

アドバイス

ポーズで圧をかけながら歩き方、立ち方の改善も

何をやっても太ももが太い人の場合、長年の骨盤のゆがみからくる立ち方、歩き方のクセも原因となっている場合があります。ポーズで圧をかけながら、使っていない筋肉を刺激していくよう意識しましょう。

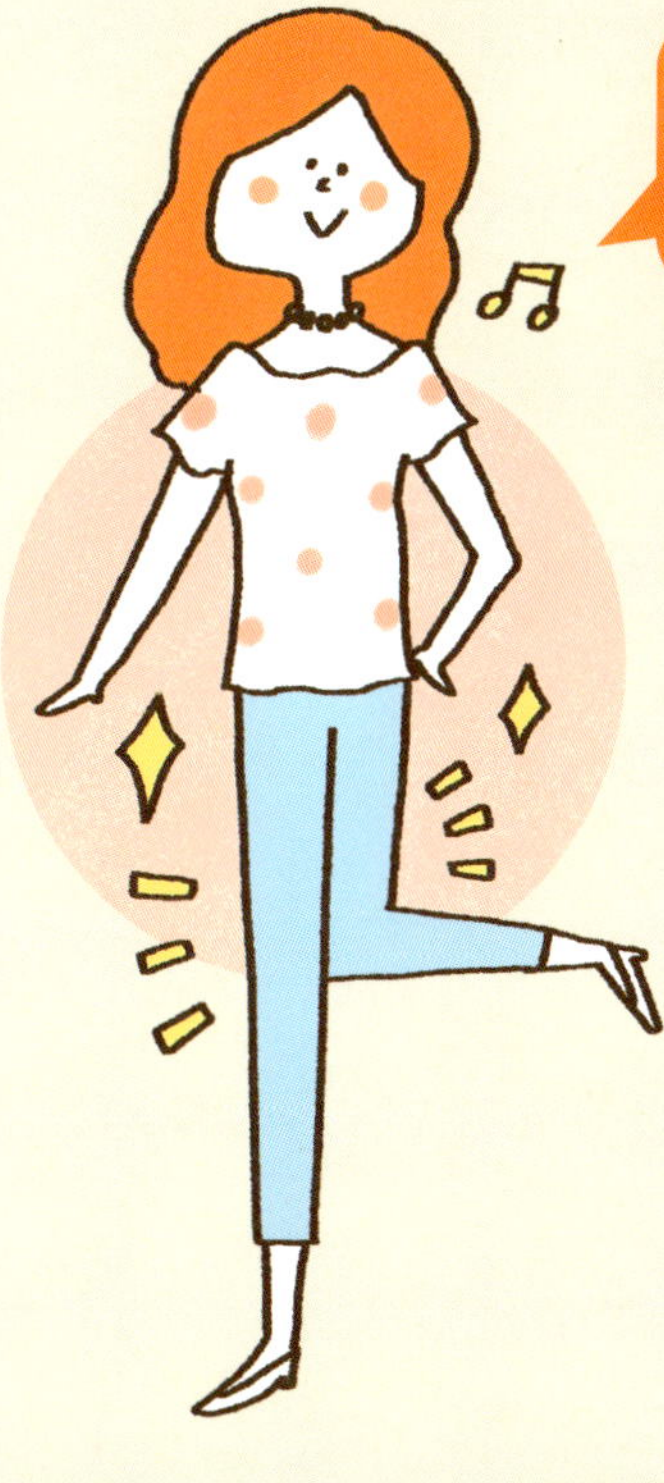

太ももがスッキリして軽くなったみたい！スリムパンツをはいてお出かけしたい♪

〈ポーズの組み合わせ〉

下腹ぺたんこポーズ
▶P32

＋

美脚・美尻ポーズ
▶P54

＋

美脚・美尻ポーズハイパー
▶P56

POINT

太ももの大腿四頭筋をしっかり動かしていきましょう。立ち方、歩き方を正しくするだけで、効果が見られる場合もあります。

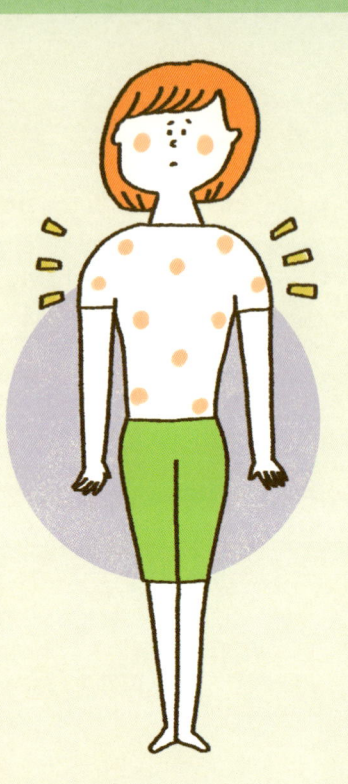

⑤ 肩と腕がガチガチ ムッチリ子さん

こんなタイプ……

肩と腕ががっしりしていて、そでが細い服が着られないことも。肩こりがひどく、つねに肩に力が入っているのが特徴。スポーツをしていたのが原因の場合もある。

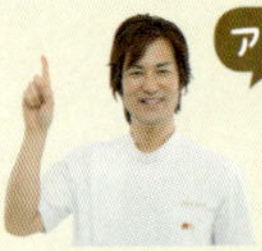

アドバイス

力を入れる方向を変えて こりをほぐしていきましょう

知らず知らずのうちに力が入っている場合も多く、それがますます筋肉をつける結果になっていることも。二の腕＋背中ポーズで姿勢を正しく戻し、力を抜いて肩を下げてみるように意識しましょう。

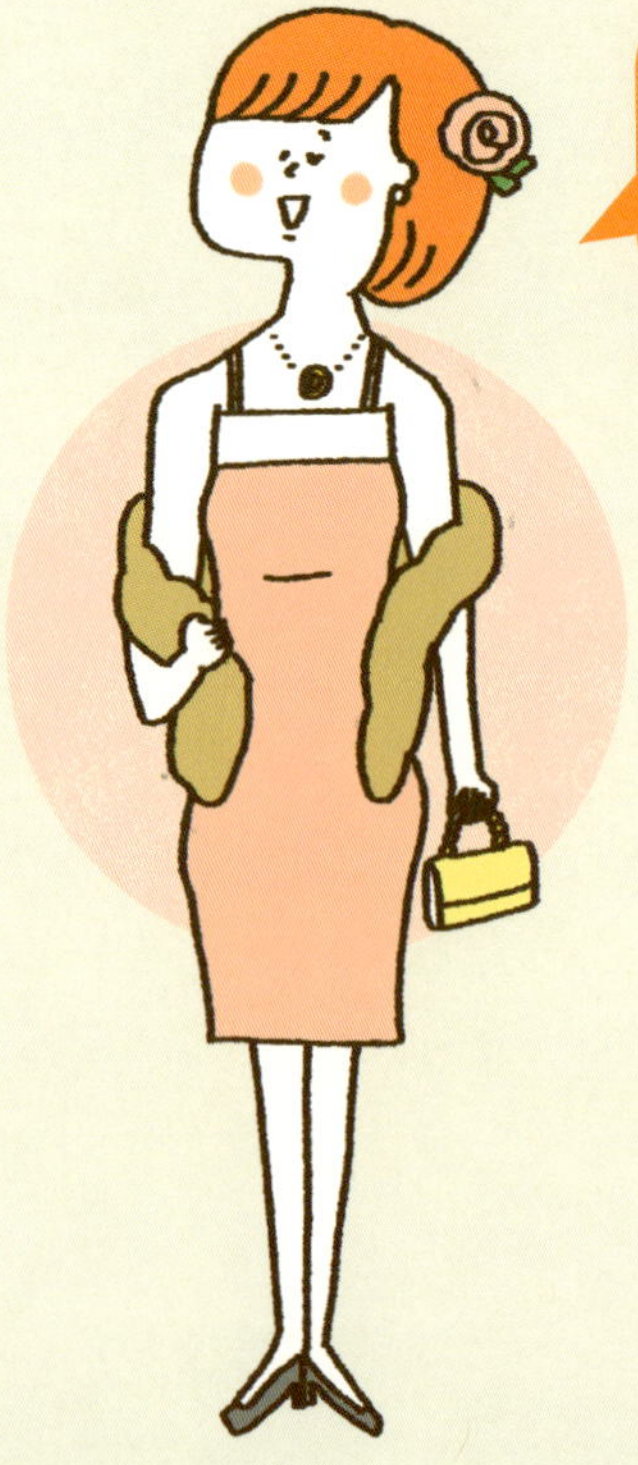

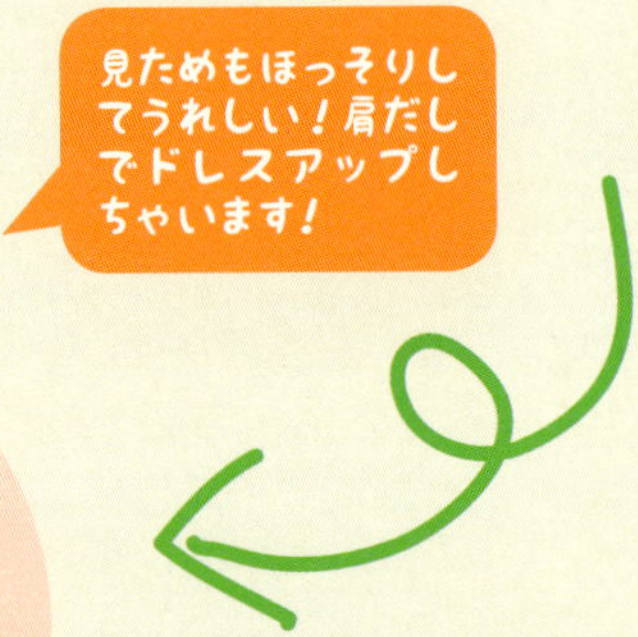
見ためもほっそりしてうれしい！肩だしでドレスアップしちゃいます！

POINT

２つのポーズで肩と腕の筋肉のこりをほぐし、肩と腕が下がって自然と外側を向くように、力を抜いて意識します。

〈ポーズの組み合わせ〉

下腹ぺたんこポーズ
▶P32

＋

寄せて二の腕・背中ポーズ
▶P58

⑥ 産後で体がガタガタ子さん

こんなタイプ……

産後からずっと疲れがとれにくく、すぐに風邪をひいたりする。自分でも体の軸がおかしく、シルエットがすっかり崩れてしまったのがわかる。太りやすくなったのも悩み。

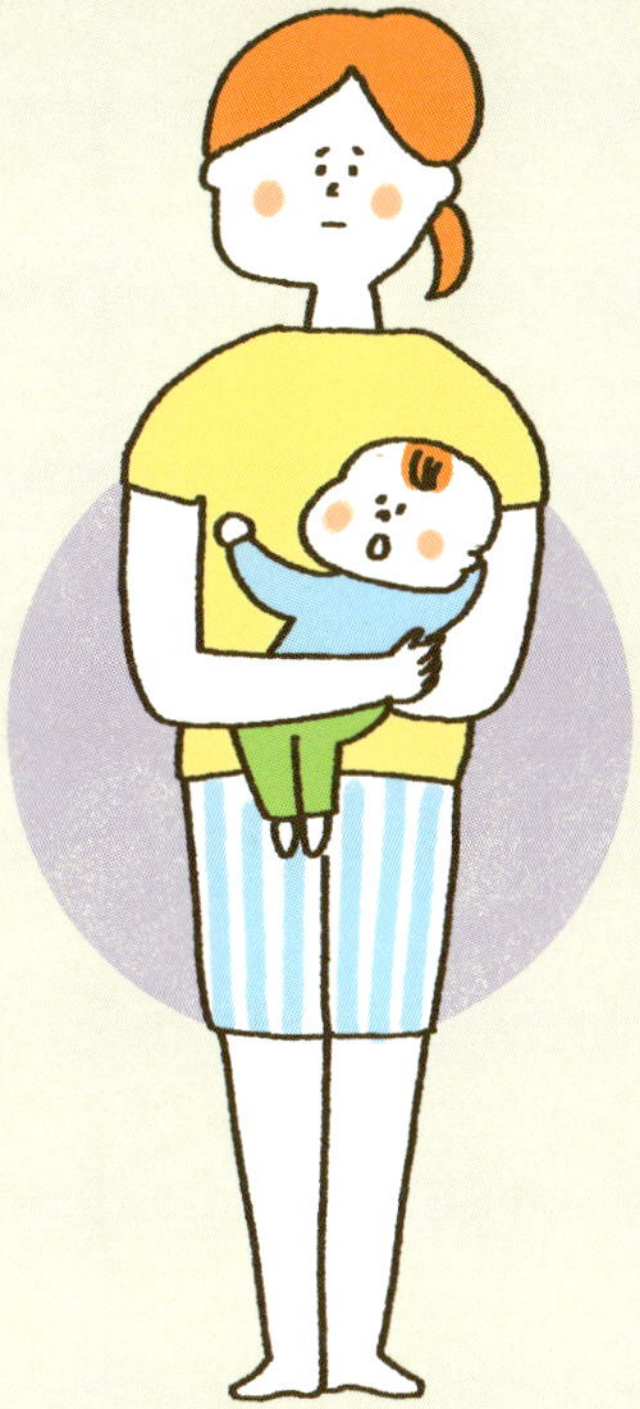

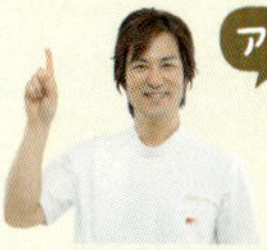

アドバイス

骨盤のゆがみを一刻も早く直しましょう

出産を経て骨盤がゆがんで体のバランスが非常に悪い状態です。このままだとスタイルも崩れ、中年太りへと進んでいくので一刻も早く骨盤を整えましょう！　産後6か月までの流動期がもっとも効きます。

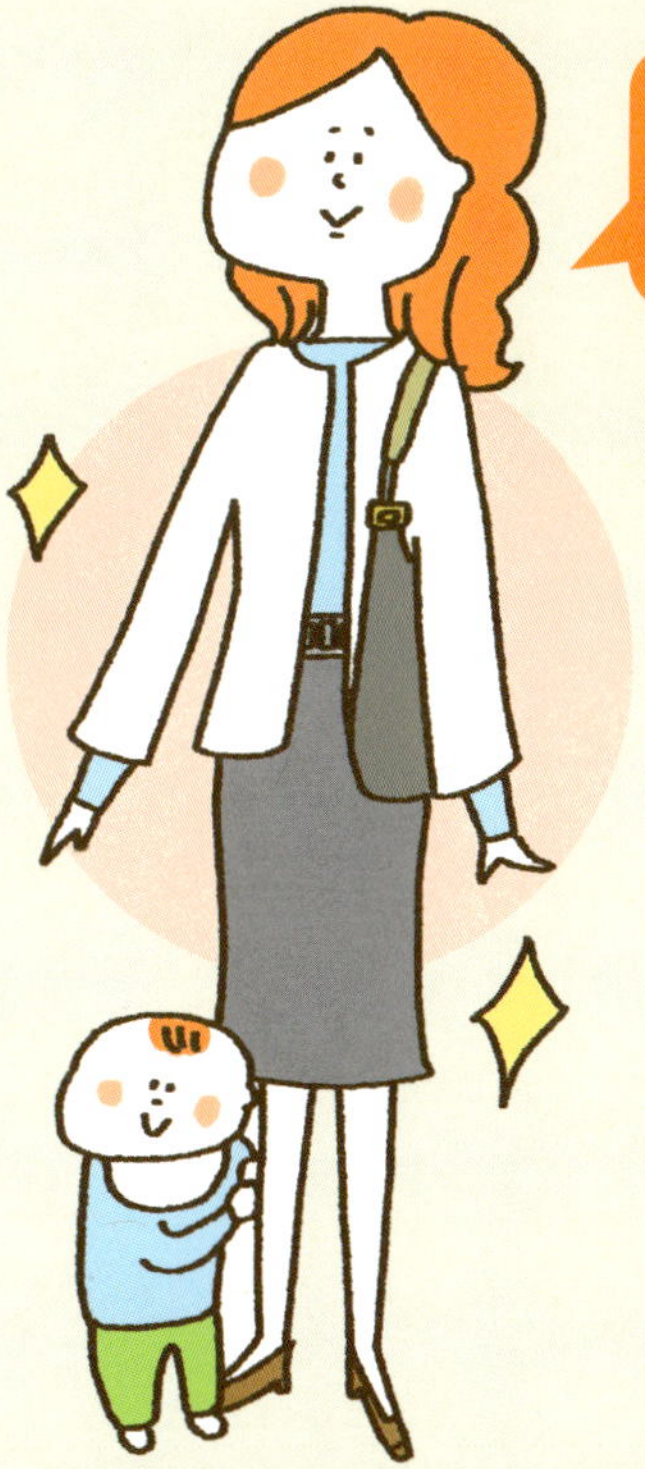
体のバランスが整って、軽く感じます！オシャレを楽しみたいです！

〈ポーズの組み合わせ〉

- 下腹ぺたんこポーズ ▶P32
- ＋ 夜の骨盤リセットポーズ ▶P34
- ＋ 美脚・美尻ポーズハイパー ▶P56

POINT

下腹ぺたんこポーズを中心に骨盤、内転筋、骨盤底筋群を徹底的に整えていきましょう。会陰切開や帝王切開をした後など、体に不安を感じる方は、医師に相談したうえで行いましょう。

くわしく解説！

体のバランスを意識して 気になる部位を自己矯正！

体は自然とバランスをとろうとしています

体は自然と左右、前後のバランスを保とうとするものです。猫背を続けていると背中に脂肪がつくように感じるのは、お腹に寄ったお肉とのバランスをとるために、背中にも同じように脂肪を蓄《たくわ》えようとするからです。

ご紹介した応用ポーズは、下腹ぺたんこポーズと同じように、全身のバランスをとりながら自己矯正ができるように考えられています。気になる部位がある場合、その部位の筋肉と脂肪は間違ったバランスでついています。くびれについた脂肪も、お尻に垂れ下がったお肉も、肩についた筋肉もバランスが悪い状態なのです。これを正しいバランスに戻してあげること、これが応用ポーズのポイントです。

骨盤底筋などのトラブル防止にも有効

これらのポーズは気になる部位をほっそりとさせるだけではなく、予防エクササイズとしても有効です。とくに「美脚・美尻ポーズハイパー」などは骨盤底筋を鍛えるのに非常に役立ちます。この筋肉は鍛えないとすぐに弱ってしまいます。毎日継続してもらうだけで、妊娠、出産、閉経期におけるトラブルを予防することができるでしょう。また、「寄せて二の腕＋背中ポーズ」では上半身の骨盤、肩甲骨をしっかりと動かしますので、肩こりや五十肩などの予防になります。

効いている筋肉を意識できると効果もアップします。左図に表したのでぜひ意識してみてください。

ここに効く! 筋肉マップ

❶ 下腹ぺたんこポーズ
❷ 夜の骨盤リセットポーズ
❸ ねじってくびれポーズ
❹ 美脚・美尻ポーズ
❺ 美脚・美尻ポーズ ハイパー
❻ 寄せて二の腕+背中ポーズ

胸鎖乳突筋
顔と体をつなげている筋肉。小顔をつくる筋肉。
❶❻

大胸筋
胸の筋肉。バストアップのために必要な筋肉。呼吸を助ける筋肉としても重要な存在。
❶❺❻

僧帽筋
背中の一番表層にある筋肉。肩こりの自覚症状を起こす主な原因となる筋肉。
❶❺❻

腹直筋
お腹の中央を縦に走る筋肉。排便、分娩、咳をするときなど使用頻度の高い筋肉。
❶❷❸❹❺

腹斜筋
女性らしいくびれを作る筋肉。骨盤を引き上げる働きをする。
❶❸❺

大腰筋
股関節のまわりの筋肉の中でもっとも強力な筋肉。ジャンプやランニングなど、激しい動きのときによく働く。
❶❷❸❹❺

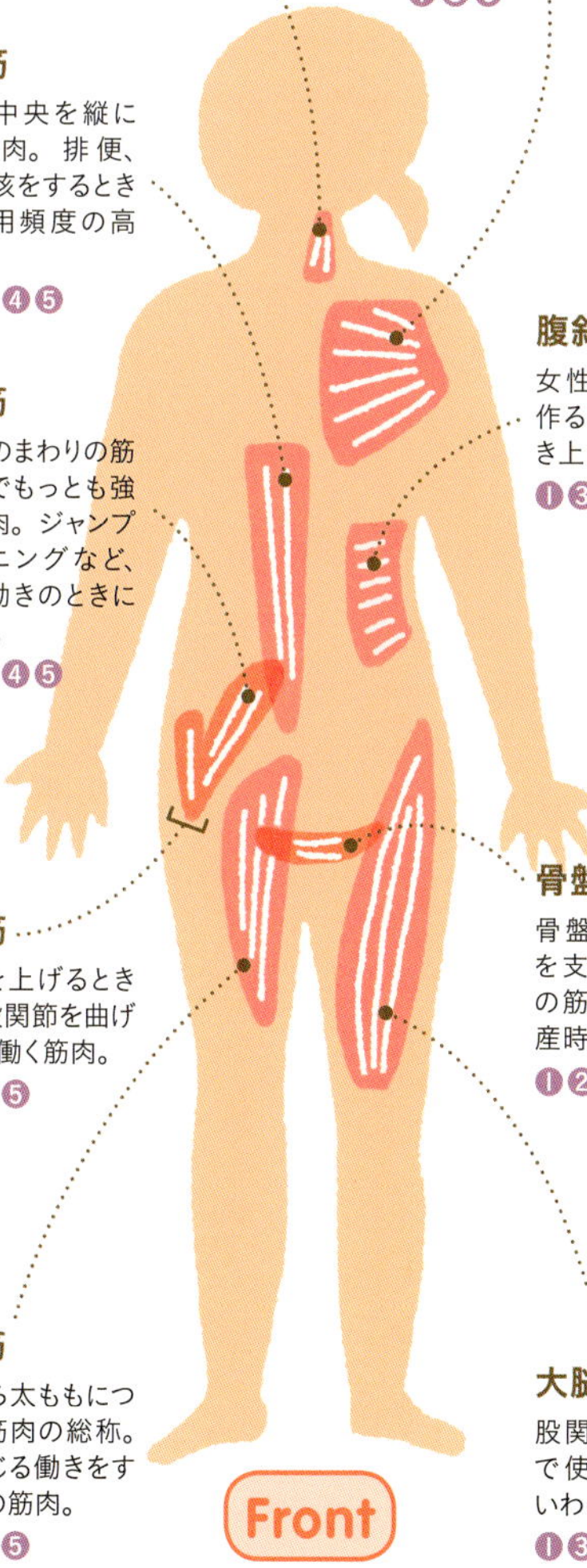

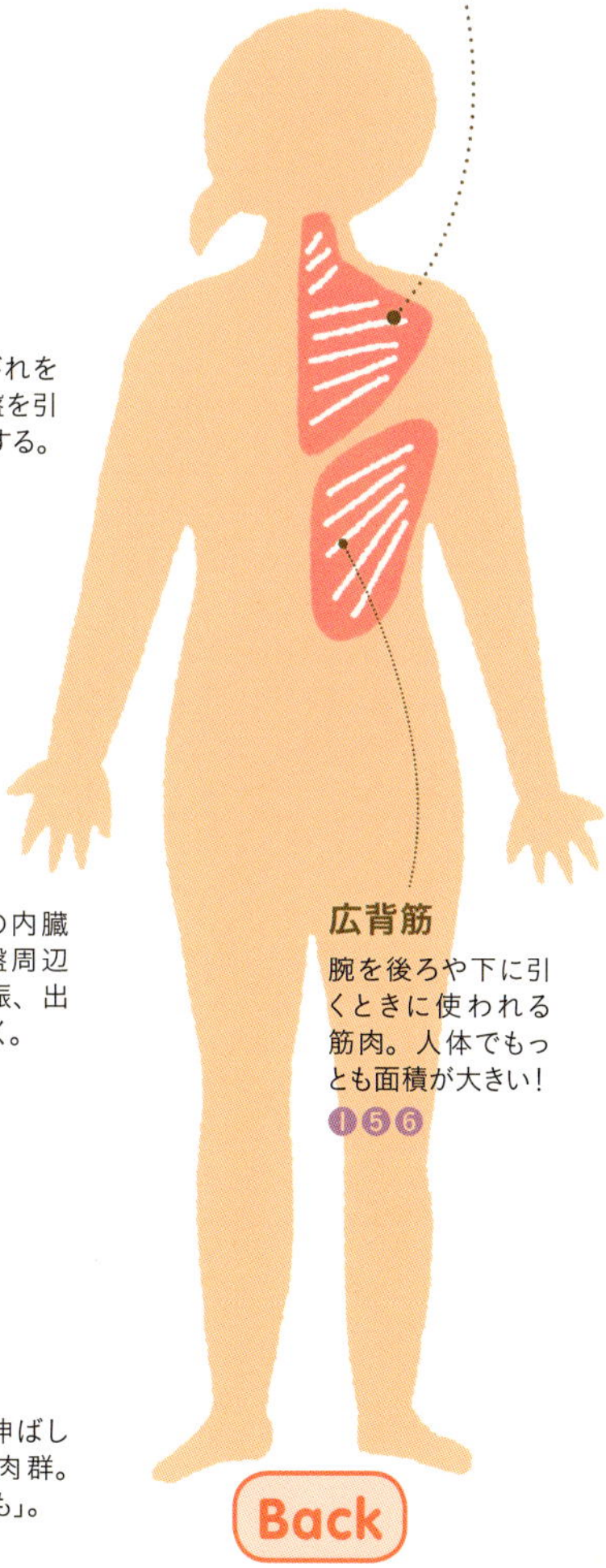

骨盤底筋
骨盤とその上の内臓を支える、骨盤周辺の筋肉群。妊娠、出産時に大きく開く。
❶❷❹❺

腸腰筋
太ももを上げるときなど、股関節を曲げるときに働く筋肉。
❶❷❹❺

広背筋
腕を後ろや下に引くときに使われる筋肉。人体でもっとも面積が大きい!
❶❺❻

内転筋
骨盤から太ももにつながる筋肉の総称。足を閉じる働きをする唯一の筋肉。
❶❸❹❺

大腿四頭筋
股関節の曲げ伸ばしで使われる筋肉群。いわゆる「太もも」。
❶❸❹❺

COLUMN 2

女性にとって骨盤ケアは本当に重要!?

はい、重要です！ これは美容整体を行う者としても、妻の妊娠・出産を経験した夫としての立場からもそう断言できます。女性の体は赤ちゃんを出産できるように開閉する骨盤を持っていますが、出産によって同時に多くの弊害が出てきます。今現在、生理用品の隣に多くの尿モレライナーが並んでいるのにお気づきですか？ 年齢によるものもありますが、多くは妊娠・出産で骨盤がゆがんだままで、骨盤底筋群が弱くなってしまったことが原因です。それは今後、子宮脱といった怖い症状にもつながっていくのです。

下腹ぺたんこポーズは妻の産後ダイエットのために考えたものですが、骨盤の位置を正しく整え体の不調を予防するということも重要なポイントです。まだ遅くはありません。しっかりケアしていきましょう！

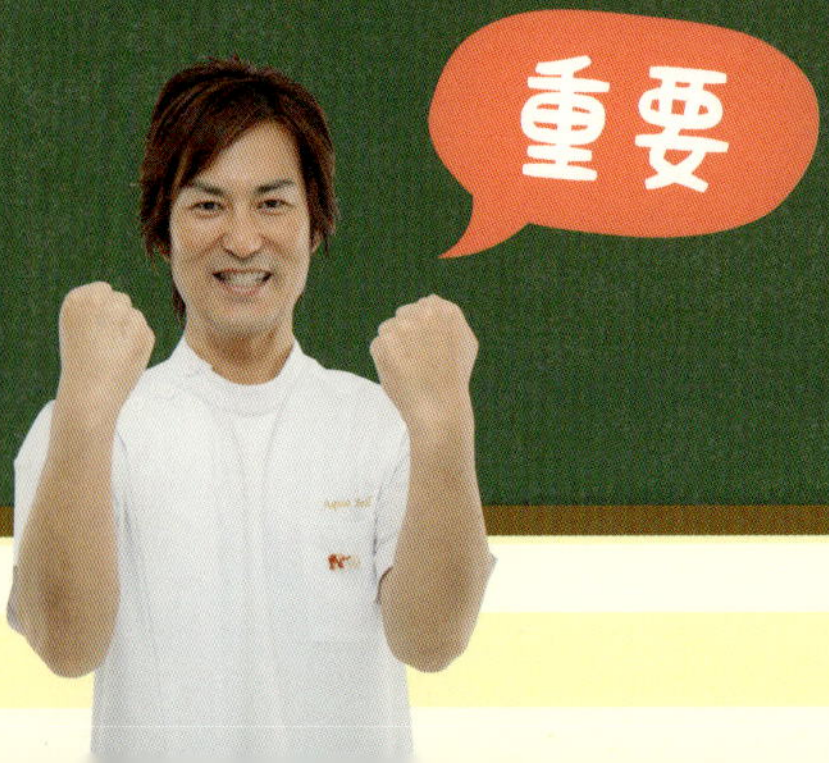

STEP

4

習慣化して効果アップ！

下腹ぺたんこ生活

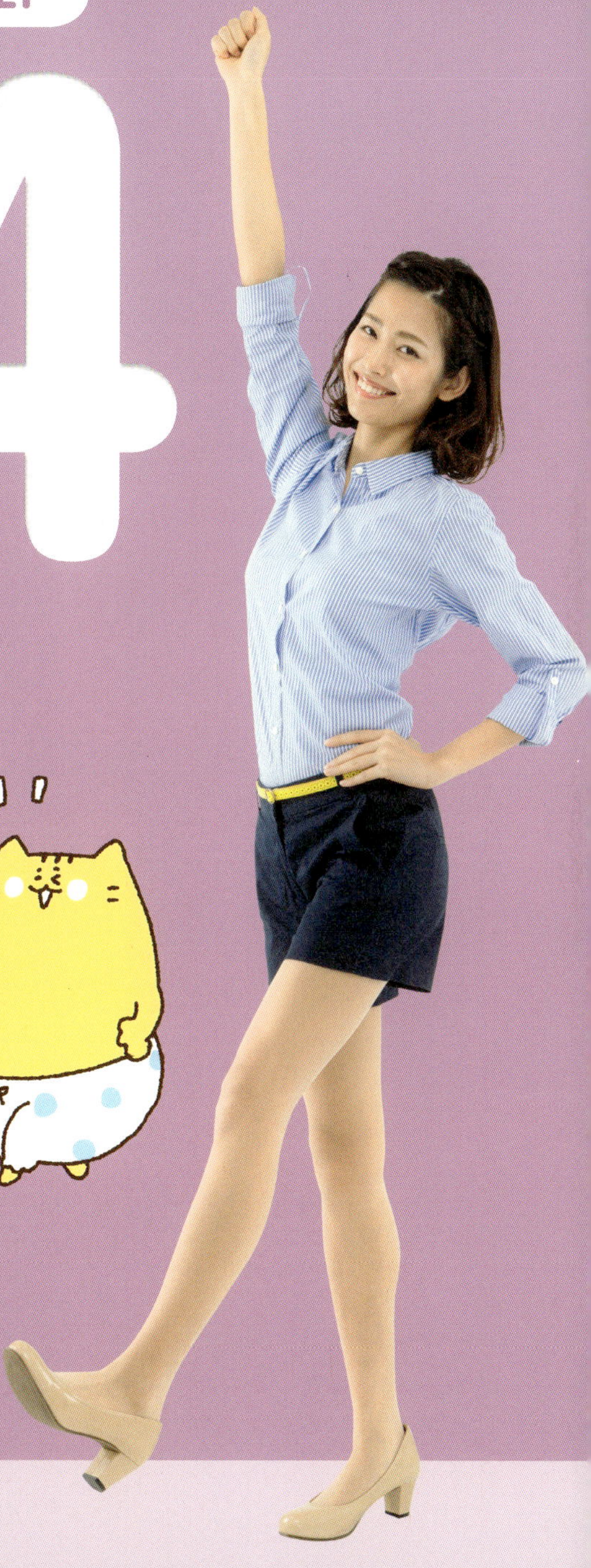

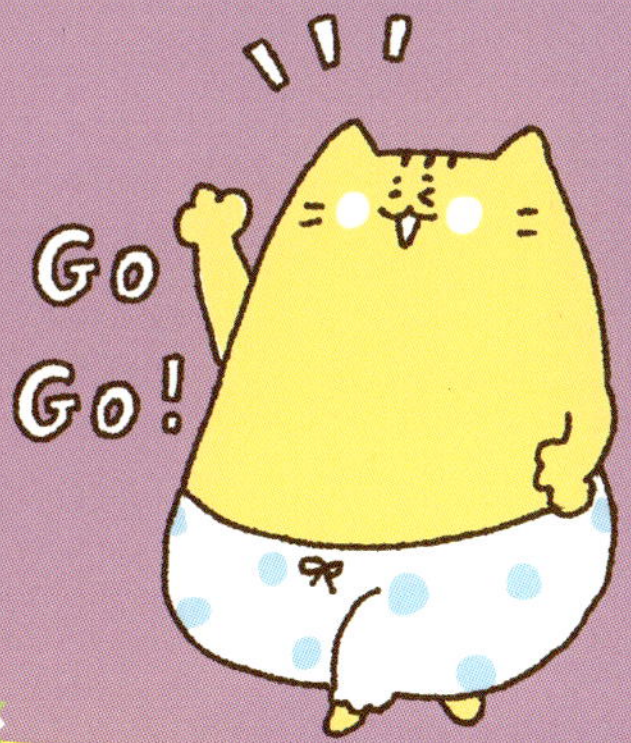

心がけが重要！

普段の姿勢、歩き方から意識を改めれば、日常活動がすべてエクササイズに！　難しいポーズはないのでちょっとした心がけが成功のカギになります！

ずっと
ぺたんこ
希望でも

すぐにシルエットブスに逆戻り！
とにかく継続が大事!!

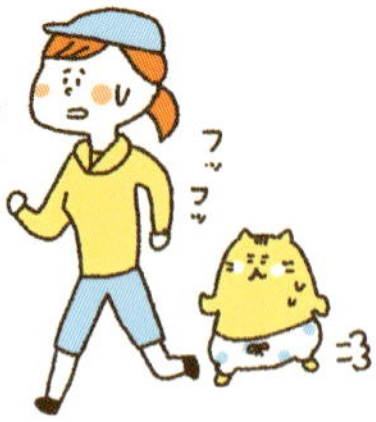

毎日のランニング

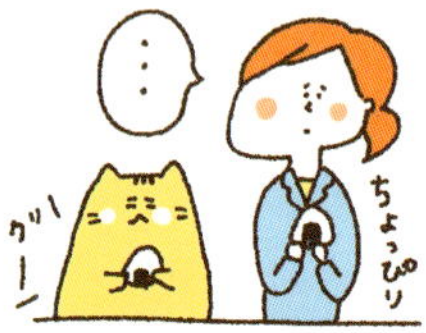

食事制限

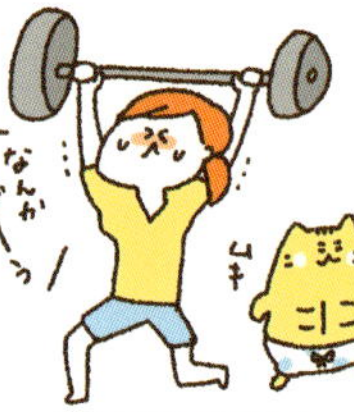

週1回のジム

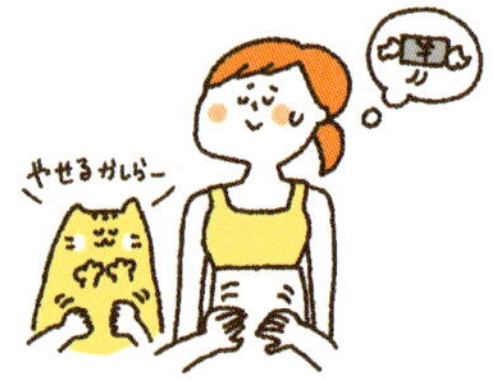

月1回のエステ

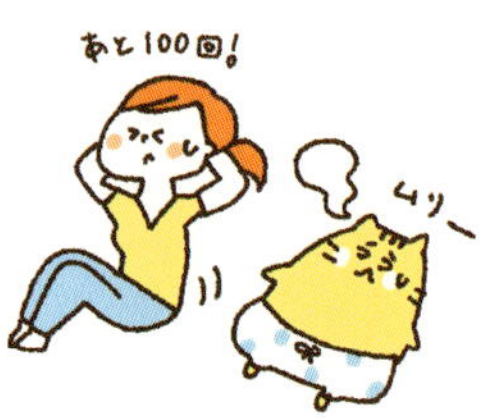

寝る前の30分
エクササイズ

よりも

（1日1分の下腹ぺたんこポーズが
効果を生む!!）

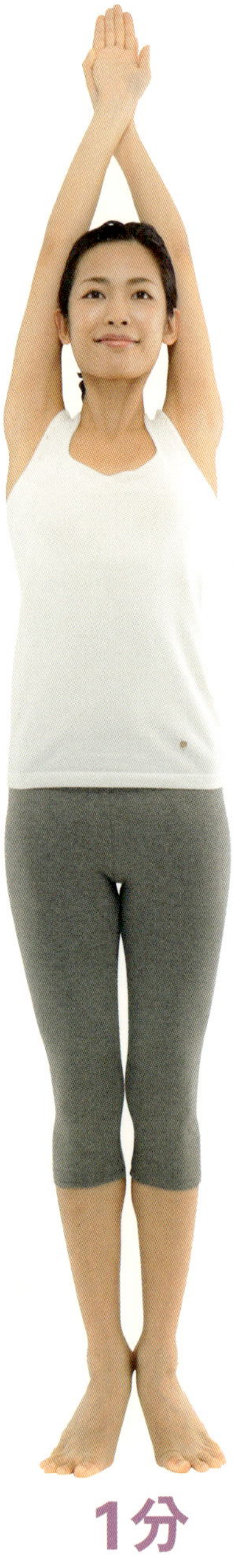

1分

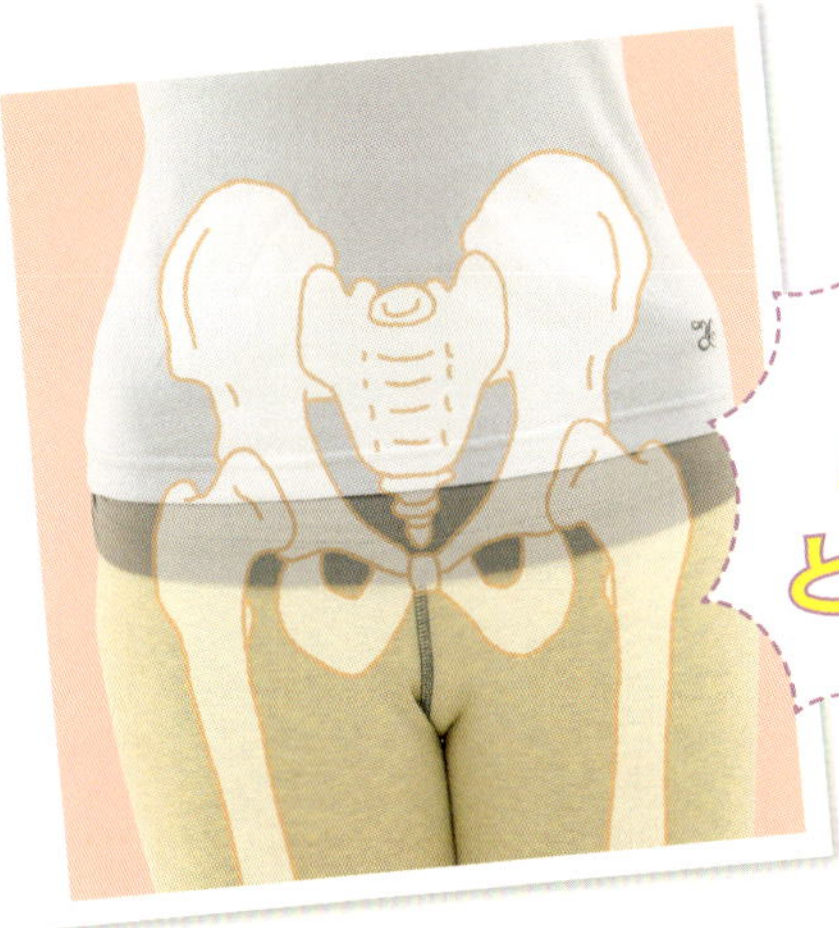

残念ながら、
骨盤まわりは常に圧をかけないと
日々の積み重ねでゆがんでしまう!
とにかく継続することが大事!

下腹ぺたんこポーズを
1日1分行うことは、
毎日自分で整体している
ことと同じ!

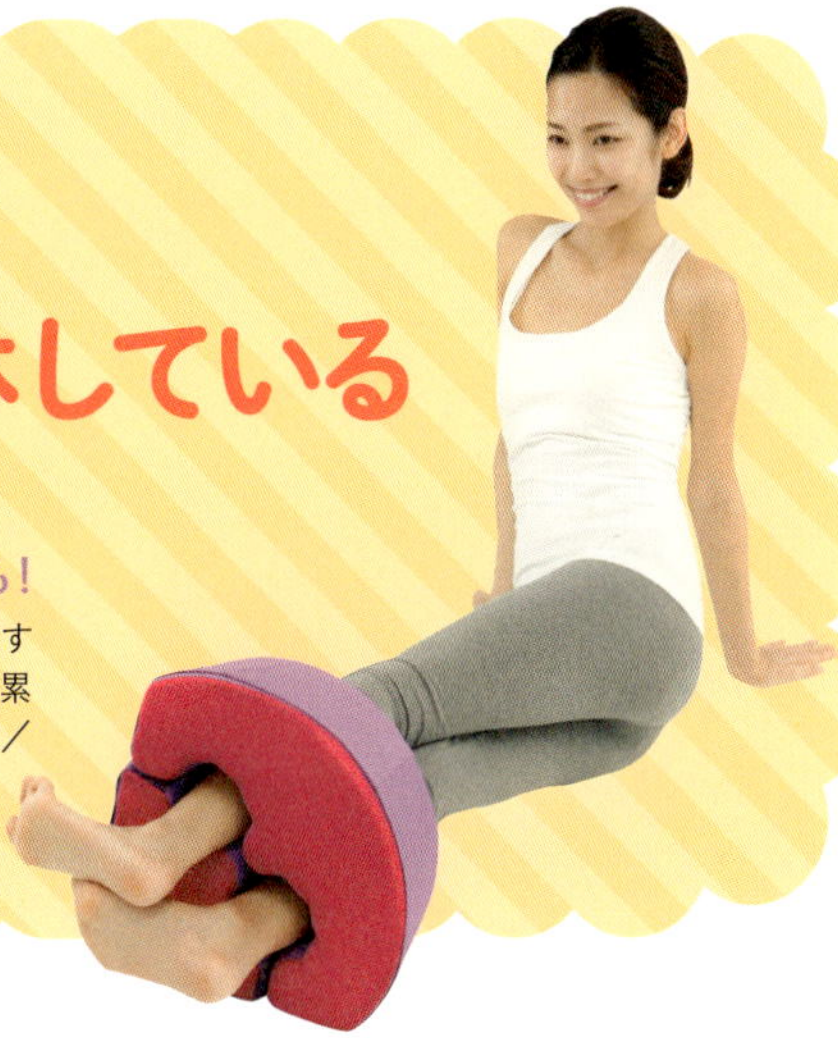

もっと自己矯正を継続するためのグッズも!

写真のように、足にはめてゆらすだけで骨盤を矯正するグッズも人気。テレビを見ながらでもできます。累計売上10万個以上を記録。下腹スリムスイングDX／4,743円+税（株式会社ドリーム）
http://vivalance.info/

重力のある地球にいる以上ゆがみから逃れられない！

人はみんな骨格がゆがんでいます。それは、日々「重力」という見えない力によって下から引っ張られながら、さまざまな動作や姿勢によって骨がずれていくから。

年を重ねると筋力が落ちていくので、重力への抵抗力も落ち、脂肪は垂れ、骨盤はそれぞれの体のクセによってますますゆがんでいきます。

重力と反対方向に引き上がることで、毎日ゆがむ骨盤を「立って」「しまった」本来の位置におさめるのが下腹ぺたんこポーズです。地球人である以上、重力、加齢、ゆがみから逃れられない！　だからこそ、毎日欠かさない、継続したケアが大切なのです。

継続させるための工夫！

下腹ぺたんこポーズのいいところ！
どこでもポーズ可能!!

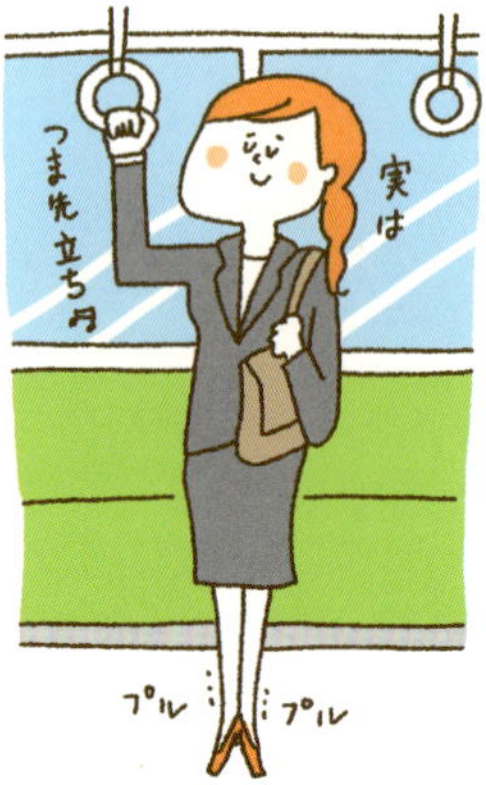

電車の中でつま先だけポーズ！

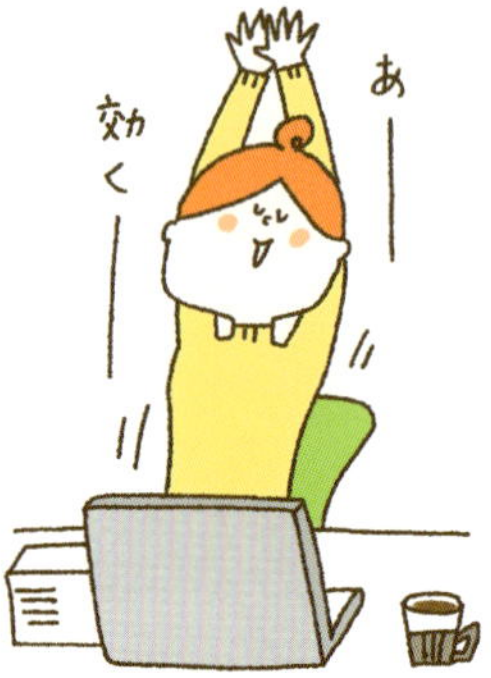

お仕事中に腕だけポーズ！

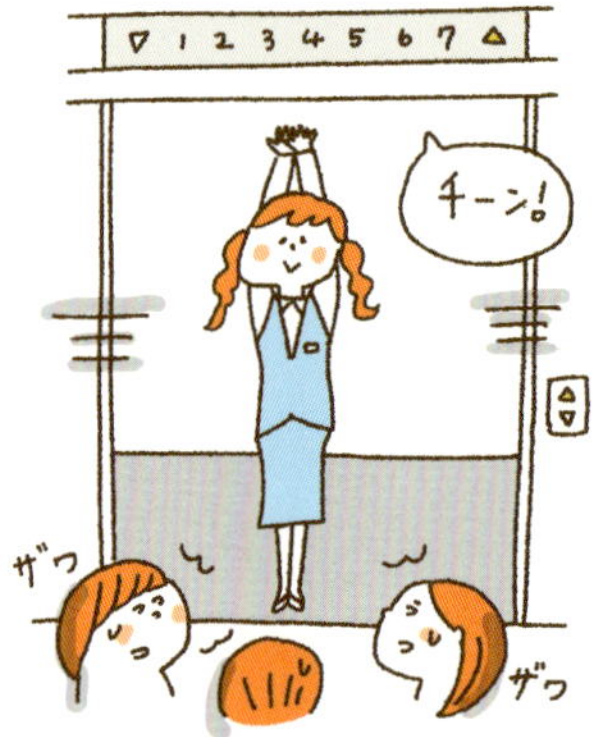

エレベーターの中でポーズ！

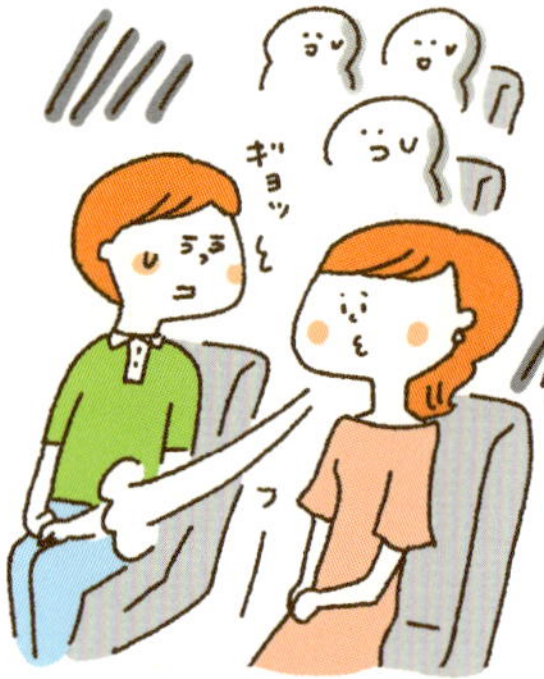

映画館で呼吸法！

日常活動のあらゆるシーンで
ポーズができる!

下腹ぺたんこポーズにやりすぎはない!!

信号待ち中につま先立ち！

歩きながら呼吸法！

子どもと一緒に遊びながら！

トイレ休憩中にポーズ！

お風呂上がりに！

はみがきしながらつま先立ち！

あき時間に

いつでもできる！

大事なのはりきむ方向を意識すること！

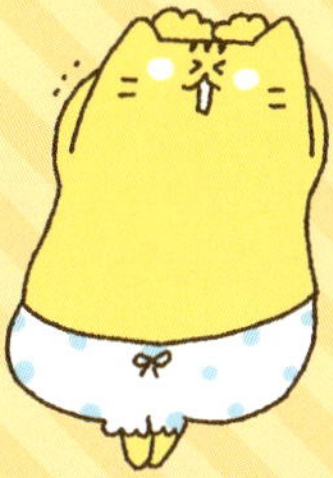

りきむ方向に筋肉がつく！

間違った方向にりきむとバランスの悪い体型になります。（→ P.46～47）。上半身だけポーズ、つま先立ちだけポーズ、というときでも、上へ伸びるように意識すればきちんと効かせることが可能です。

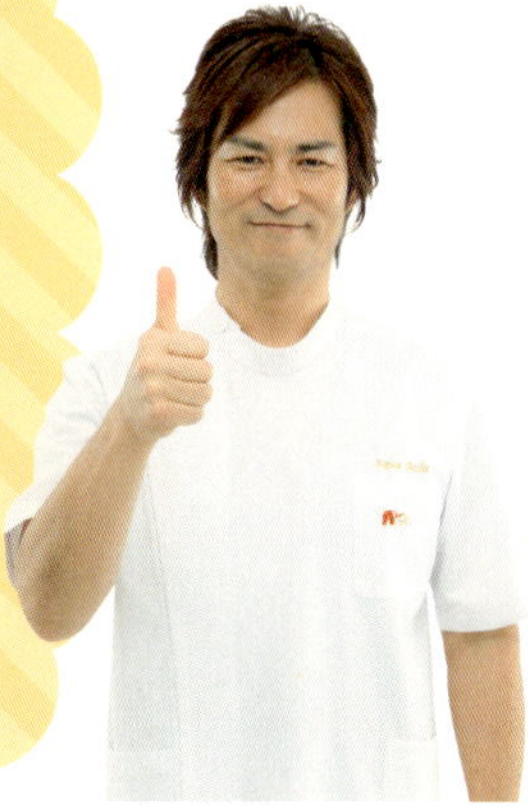

日常の中でポーズを習慣づけたい

　ポーズをとるのにもっとも効果的な時間は朝と晩ですが、「毎日朝と晩やらなきゃ!!」と必死になる必要はありません。このポーズはいつやってもいいし、何回やってもやりすぎはないのです。少し時間ができたら上半身だけでも、下半身だけでもかまわないので「下腹ぺたんこポーズ」をとってみてください。この少し時間ができたときに意識するクセが、効果をより高め、美しい立ち姿や座り姿、シルエットにつながっていきます。

　日常生活でも意識してポーズをとれるようになれば、次から紹介する「美人をキープする姿勢」にもつながっていき、上手な姿勢がとれるようになるでしょう。

姿勢のクセを自己矯正！

いつでもシルエット美人でいるための美人をキープする姿勢

美しい人は姿勢も美人！

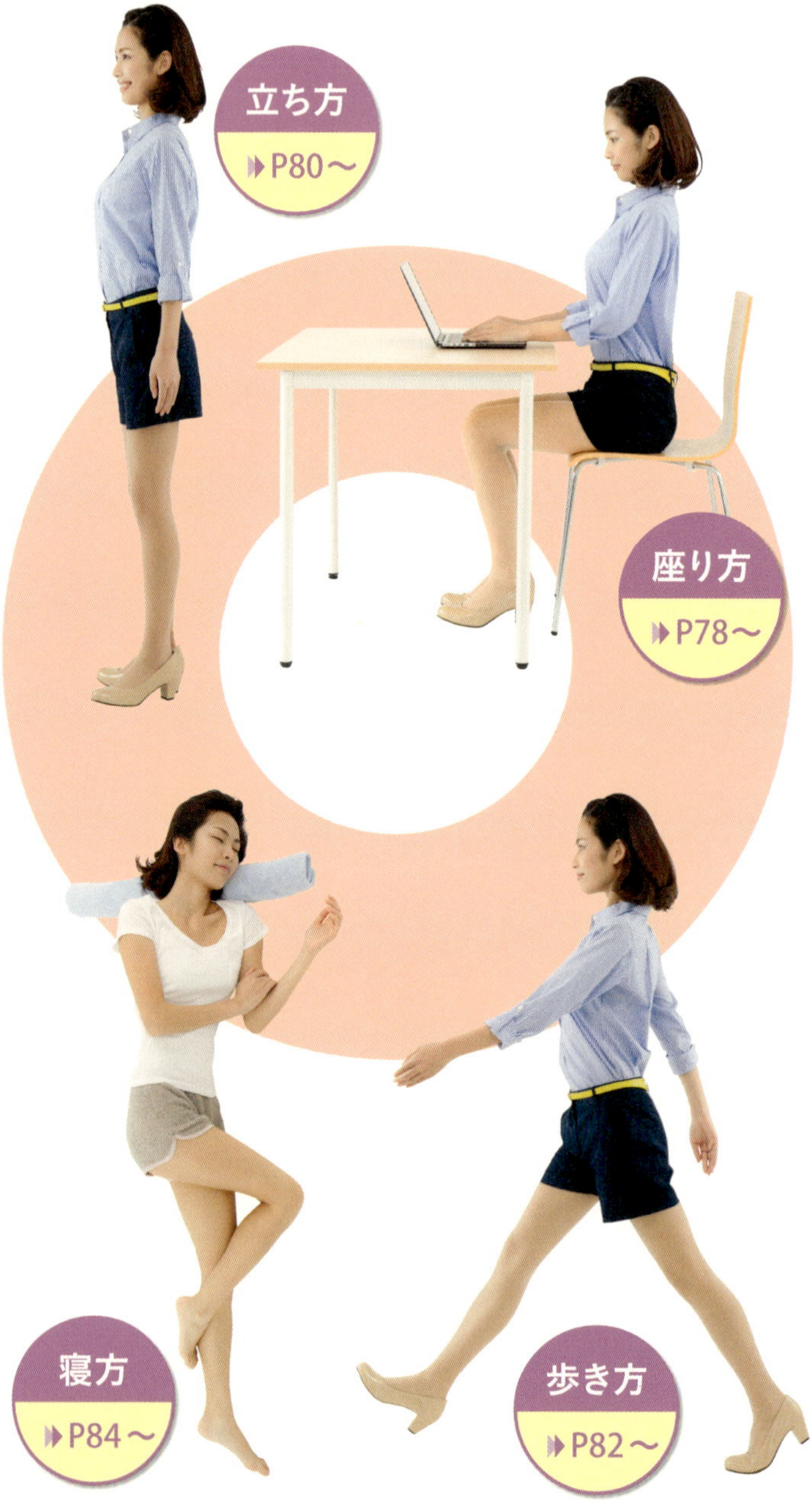
立ち方
P80～
座り方
P78～
寝方
P84～
歩き方
P82～

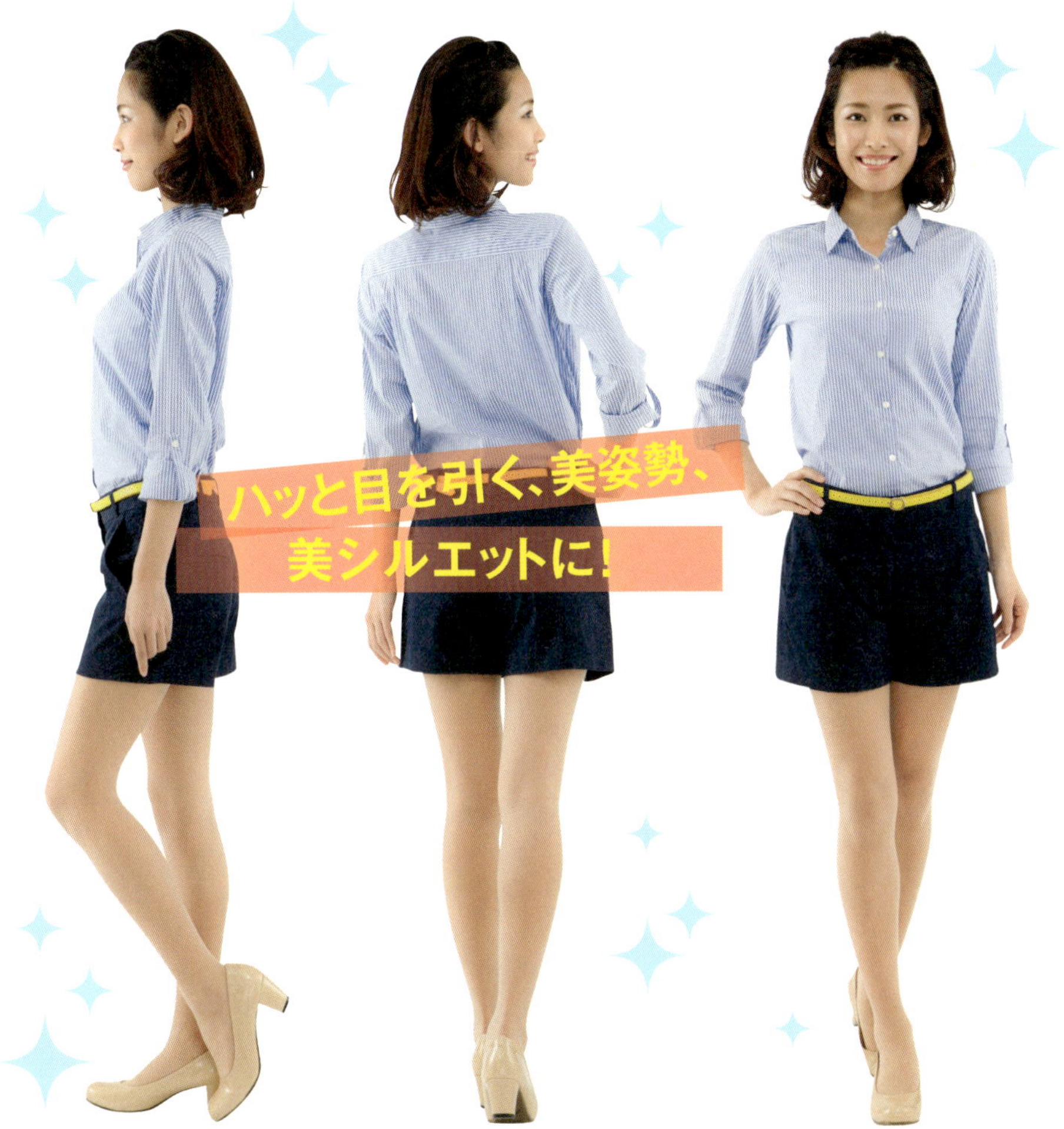

美しい姿勢になるポイントを紹介します

理想のシルエット美人になっても、長年にわたって身につけた姿勢のクセはなかなかとれないものです。せっかくの美しいシルエットもクセが邪魔をして戻りやすくなるでしょう。ここではポーズを継続しながら、日常生活の姿勢も美しく改善していきましょう。

とはいえ、24時間ずっと意識し続けるのは疲れます。デスクワークの人はまずは座り方を意識するなど、長時間過ごす姿勢から変えてみましょう。

美しい姿勢がさらに美しいあなたをつくります。遠くからあなたを見ている人が「あの人の立ち姿はキレイだな」と思ってくれたらいいと思いませんか？

美人をキープする姿勢①

長時間イスに座るときは休憩を入れて!
正しい座り方

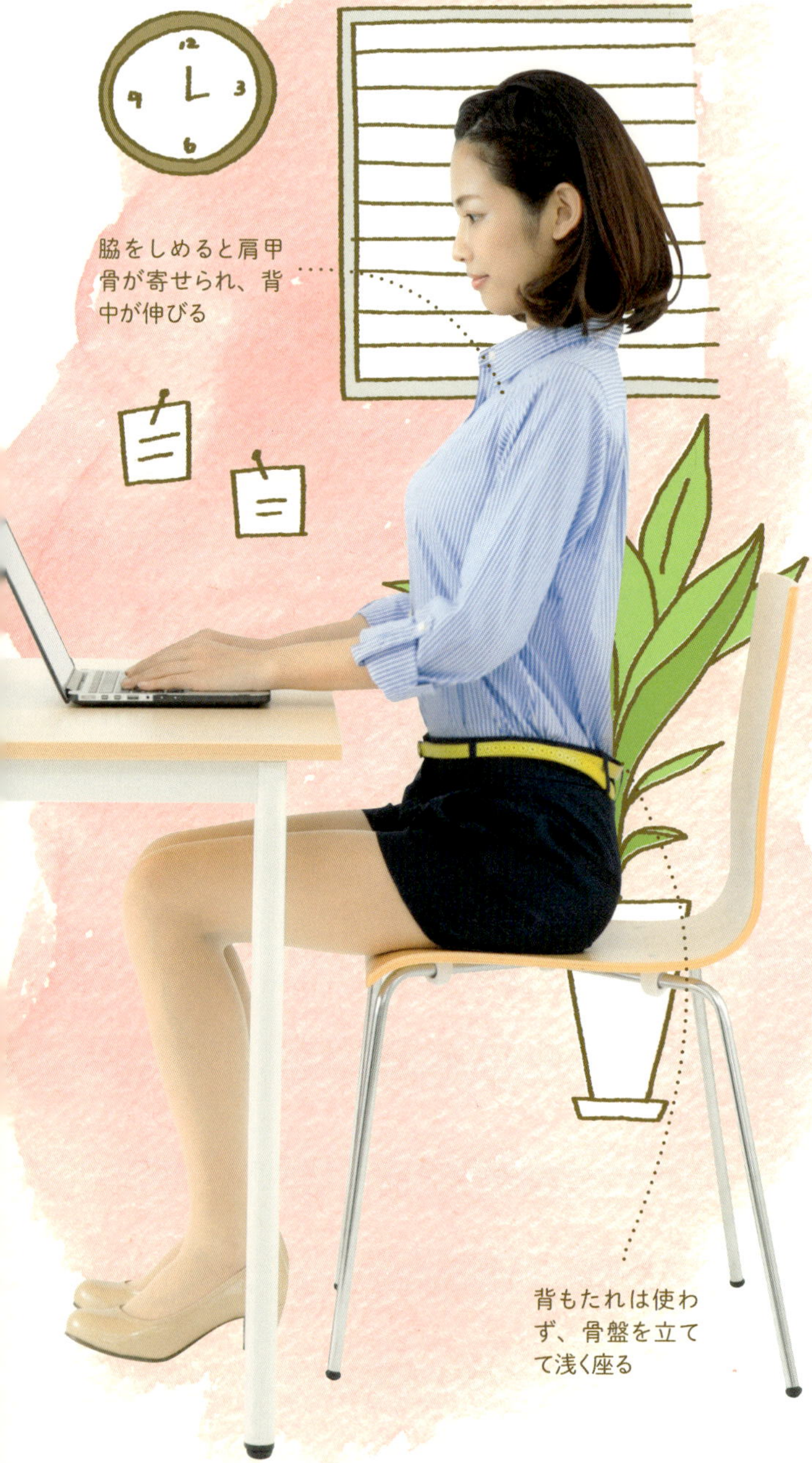
脇をしめると肩甲骨が寄せられ、背中が伸びる
背もたれは使わず、骨盤を立てて浅く座る

正しい座り方とは…

＊イスに浅く座り、お尻の下に手のひらを上にして置き、脇をきゅっとしめる。手を抜いた後もそのときの骨盤の状態をできるだけキープできるようにすると正しい座り方ができる。

＊床座はどう座っても骨盤がゆがみやすい姿勢。床に座るなら、骨盤への負担を考えると正座がベター。ただ、正座はひざへの負担が増えてしまう。

でも……

ずっとキープするのは大変だから意識とケアが大切!

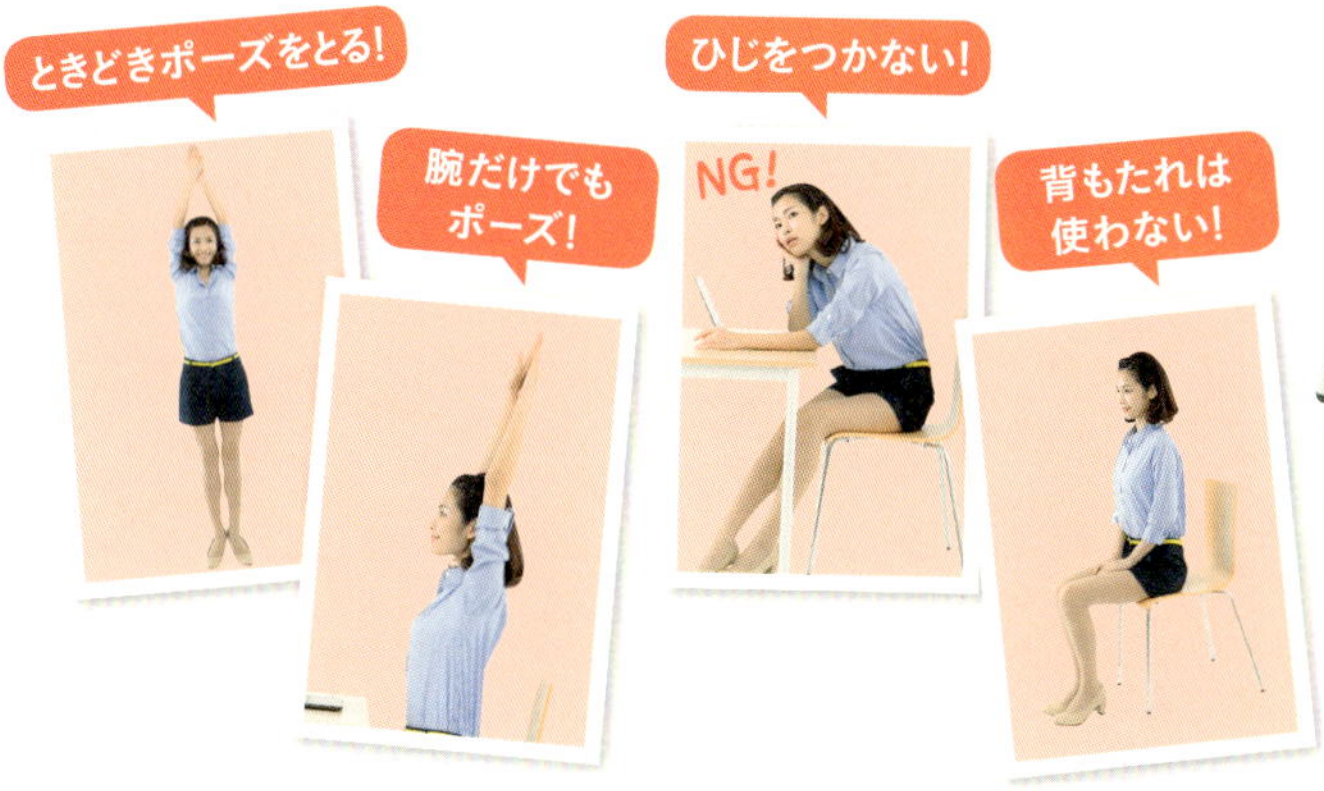

ときどきポーズをとる!
腕だけでもポーズ!
ひじをつかない!
NG!
背もたれは使わない!

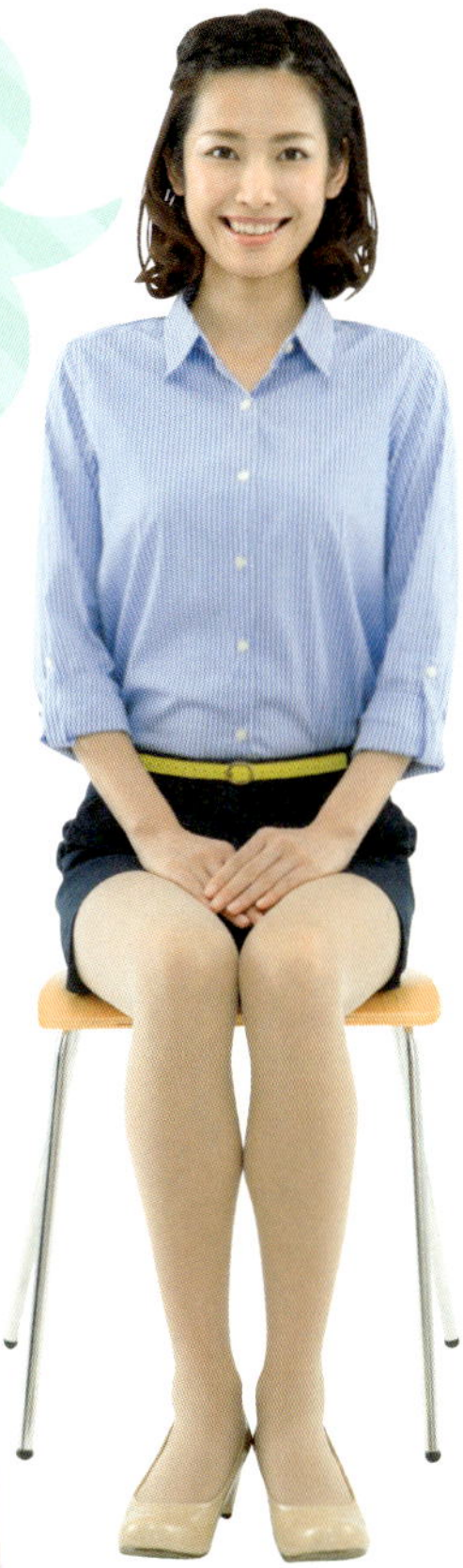

座った瞬間から骨盤は開いて倒れる

座るとき、骨盤はどうしても倒れてしまいます。イスに座ることで骨盤にかかる負荷は、立っているときを100%とすると140%、座ったままパソコン作業などをして姿勢が崩れると180%、座ったまま、荷物を持ち上げると、300%にもなるのです。

床に座っているときは、体操座りでは骨盤が倒れ、横座りではゆがみ、あぐらでは開き、M字座りでは開いて倒れるなど、「座る」行為がそもそも骨盤にはよくないといえます。でも、座ることを避けて生活はできません。だからこそ30分に1回は休憩し、下腹ぺたんこポーズをとるなど、体をリセットしてあげることが大切なのです。

美人をキープする姿勢②

立っている時間は「立てて」「しめる」！正しい立ち方

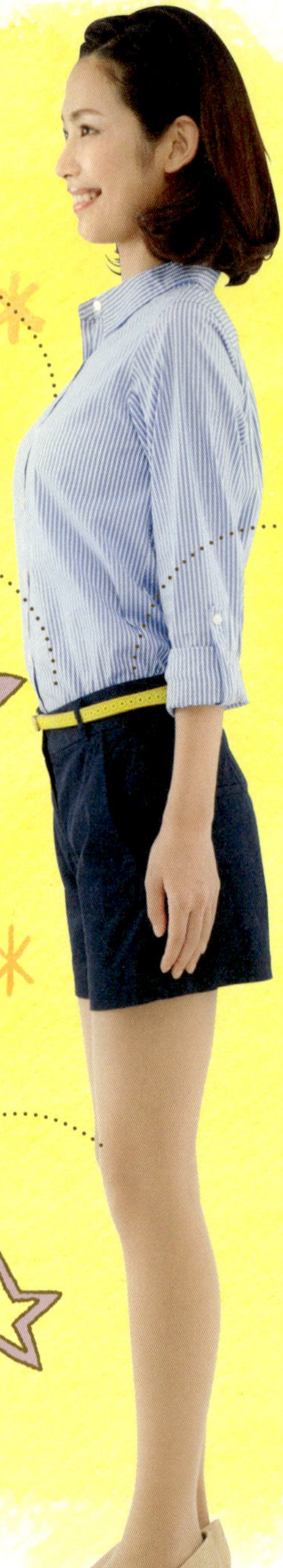
胸を張ると、肩が自然と背中に寄りキレイな姿勢になる
お腹をしっかりと引き締める
骨盤はなるべく「立てて」「しめる」を意識する
ひざを伸ばして、足で体重をしっかり支える

正しい立ち方とは…

- ✱骨盤の正しい位置を意識する。
- ✱胸を張り、肩が背中側にある状態で、お腹を引き締める。
- ✱ひざを伸ばし、重心を体の真ん中に持ってくる。

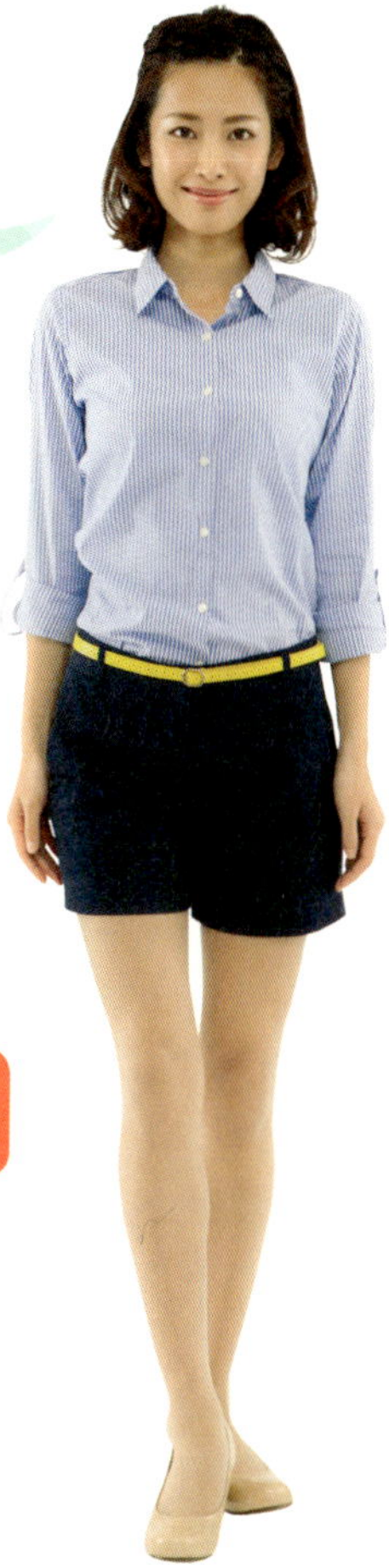

でも……

正しい姿勢がわからなくなったときは下腹ぺたんこポーズをとる!!

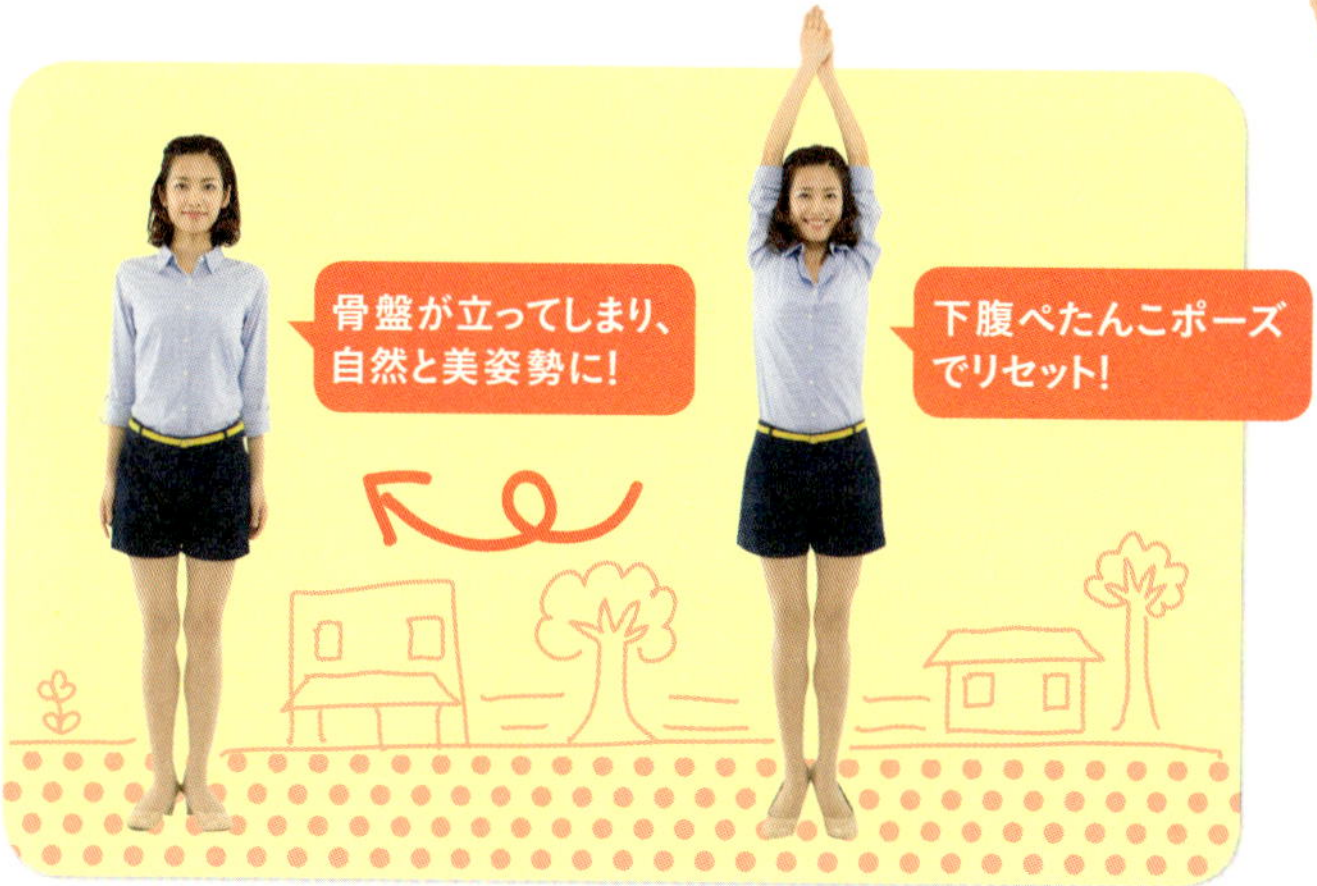
骨盤が立ってしまり、自然と美姿勢に！
下腹ぺたんこポーズでリセット！

ポーズで骨盤を正し、美しい立ち姿をキープ

現代女性の多くが、猫背でお腹が出て、ひざが曲がる、「逆S字型」の立ち姿勢です。背筋を伸ばして立つとお腹ぽっこりが目立ってしまうからと、下腹を気にしている人ほど、背中を丸めようとするのです。でも、それは悪循環！骨盤はかたむき、これまで述べてきたようにますます悪姿勢が助長されてしまいます。

下腹ぽっこりを解消するには、骨盤を立ててしめることが必須。下腹ぺたんこポーズの、骨盤を立ててしめる感覚を思い出し、普段立っているときからかかとをつけてみてください。姿勢が変わっていくのを実感できるはずです。

美人をキープする姿勢③

歩く時間は骨盤の「ねじり運動」に！正しい歩き方

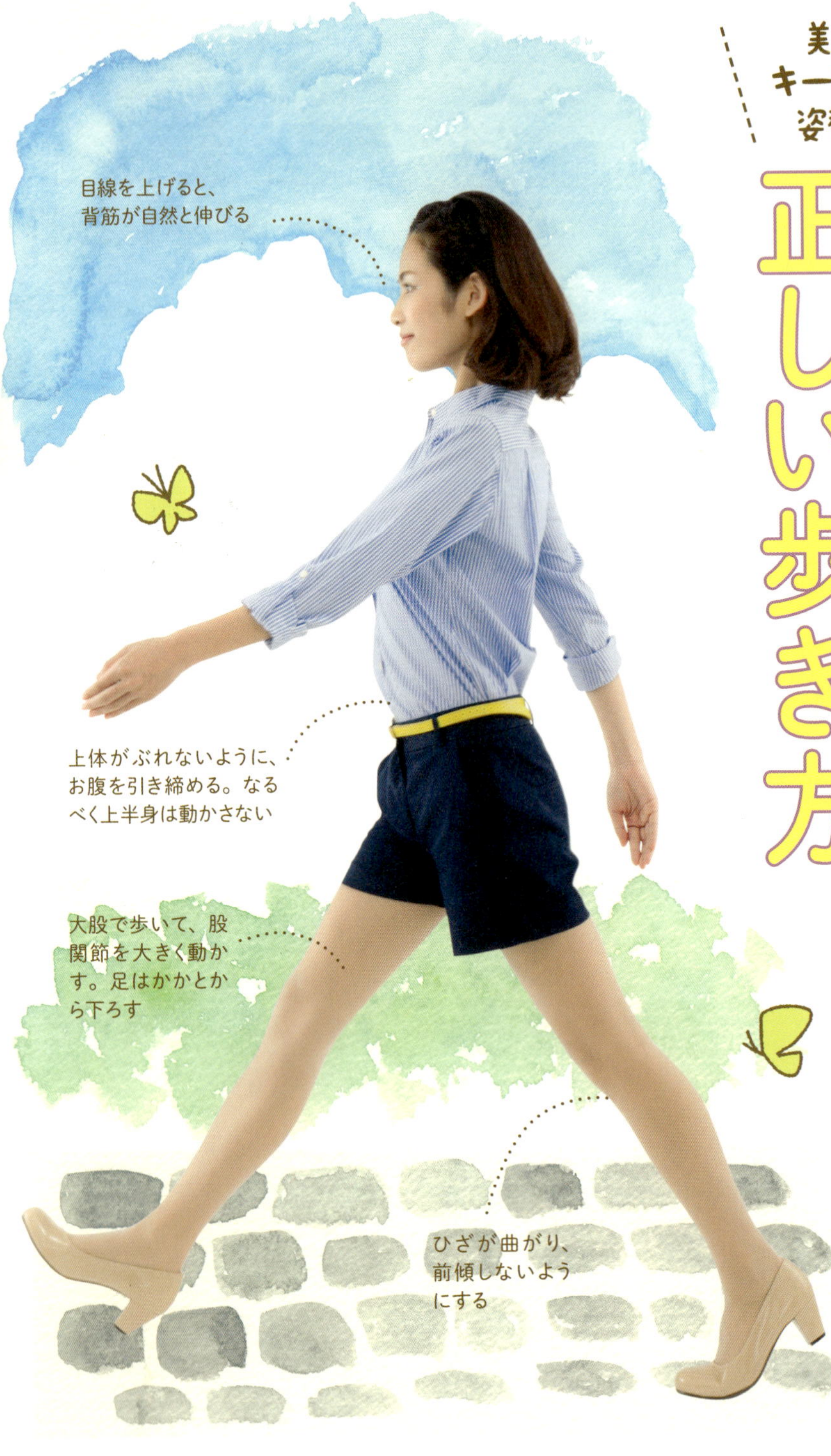
目線を上げると、
背筋が自然と伸びる
上体がぶれないように、
お腹を引き締める。なる
べく上半身は動かさない
大股で歩いて、股
関節を大きく動か
す。足はかかとか
ら下ろす
ひざが曲がり、
前傾しないよう
にする

正しい歩き方とは…

* 目線を上げて、大股で歩き、足はかかとから下ろす。
* お腹に力を入れたまま、上半身はなるべく動かさない。
* ひざが曲がり、前傾しないようにする。

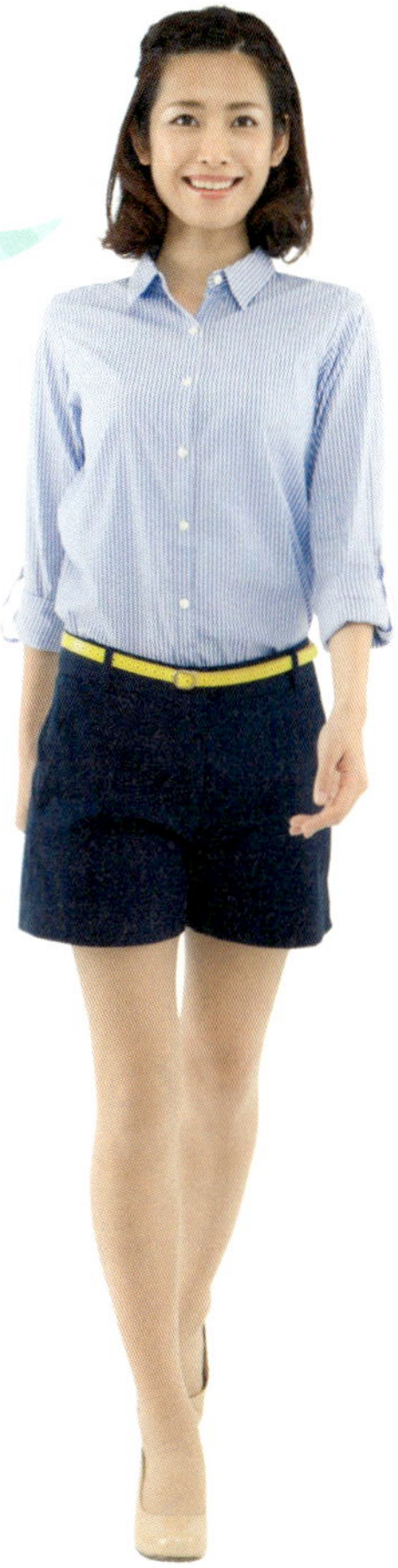

でも……

人それぞれの歩くクセは強いので、靴が重要になる!!

靴の状態をチェックして!

靴のかかとがすり減ったままはき続けると歩きのクセが助長されてしまいます。ソールやヒールをこまめに修理したり、買い替えることが大切。

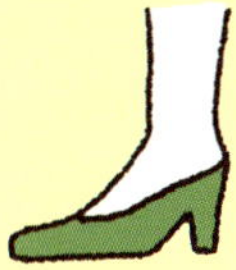

5cmヒールがオススメ!
かかとをつけて立てば、下腹ぺたんこポーズの姿勢に!

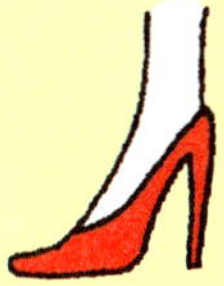

10cm以上のヒール
歩くときにひざが曲がりやすいのでNG!

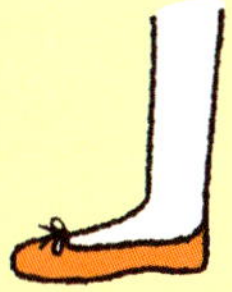

ヒールなし
ヒールのない靴は、逆に足首やかかとに負担をかけることも。

歩くときも骨盤は立ててしめる!

立っているときに正しい姿勢を意識できていても、歩き出すととたんに姿勢が崩れてしまうもの。「歩く」という行為は、全身を使い、注意が多方面に向けられるため、完璧に正しい状態をキープするのがとても難しいのです。

ポイントは3つ。まず、股関節の可動域を広げ、骨盤のねじり運動を促進するために、大股で歩きます。そして、かかとからついて床を踏みしめ、しっかり体重を移動させます。最後に、上体がゆれないよう意識して歩きます。骨盤が立ってしまっていると、上半身がぶれないので、ひとつのバロメーターになります。少しずつ意識し、歩き美人になりましょう。

美人をキープする姿勢④

寝返りで体を矯正！正しい寝方

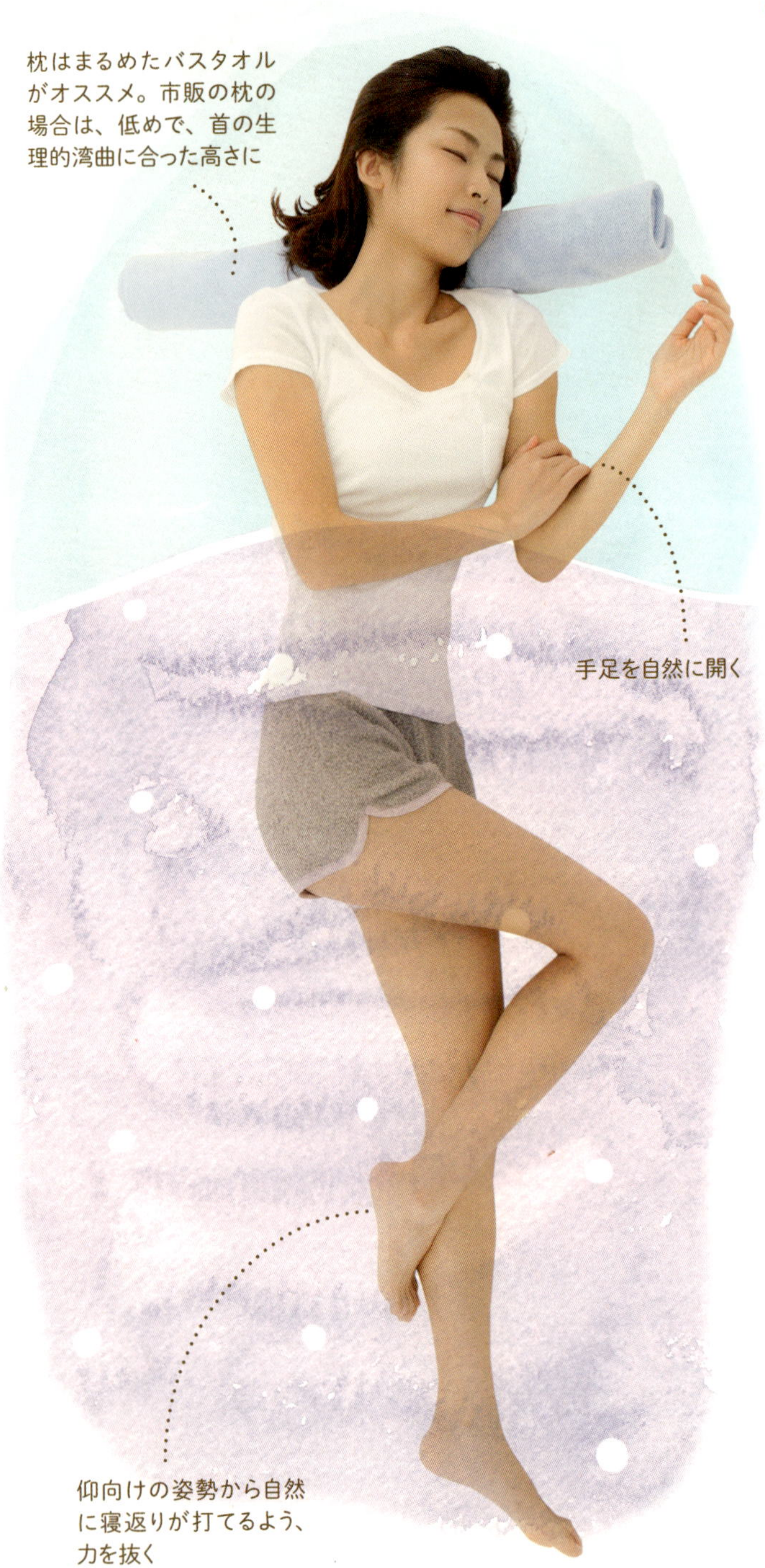
枕はまるめたバスタオルがオススメ。市販の枕の場合は、低めで、首の生理的湾曲に合った高さに
手足を自然に開く
仰向けの姿勢から自然に寝返りが打てるよう、力を抜く

正しい寝方とは…

* 首のアーチに添った高すぎない枕を使用。
* 一晩で 30 ～ 40 回の寝返りが打てることが理想。
* 寝返りがしやすいよう、仰向けになり、手足の力を抜く。

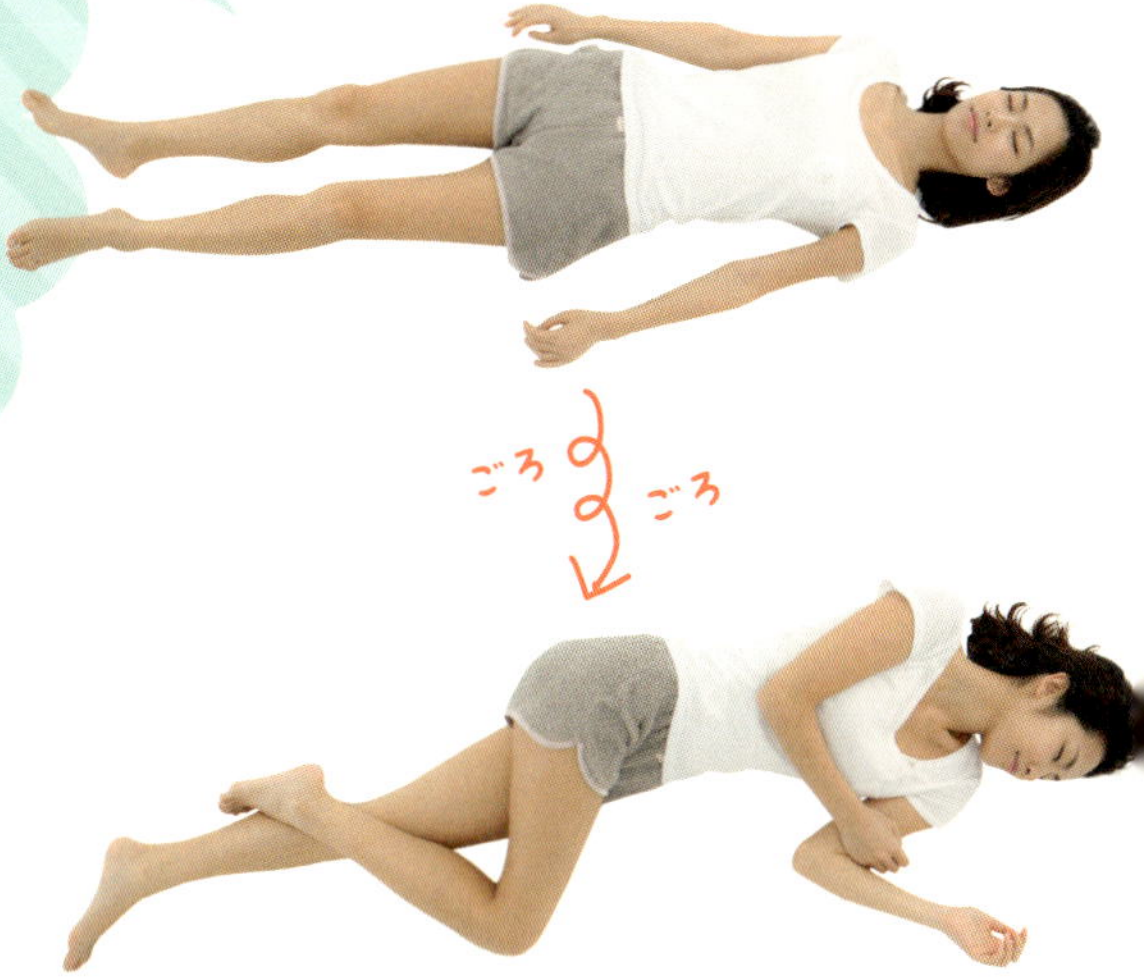

でも……

寝返りがなかなかできない人は枕をやめてみる!!

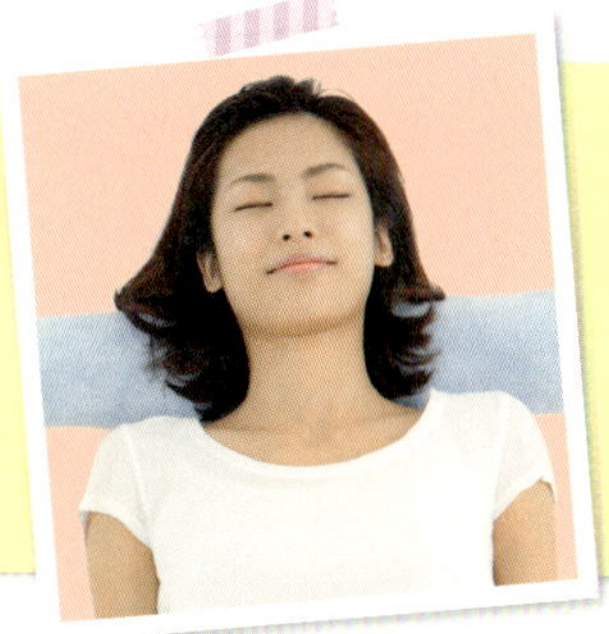

高さのある枕は寝返りの妨げに！

寝返りがしやすく、首の生理的湾曲にも自然と添う、バスタオル枕がオススメ！　バスタオルを2つ折りにして、まるめて首の下に入れるだけ。枕の場合は高反発で寝返りのしやすい低めのものがオススメです。

人間は寝返りで体の矯正をしている

子どもの頃、朝起きたら頭と足の位置が逆になって寝ていた……なんて経験はありませんか。寝相が悪いのは、よく寝返りを打った証拠。寝返りをくり返すことで、わたしたちは、体の自己矯正をしているのです。大人になっても、一晩30～40回の寝返りをするのが理想的。体がねじり行為をくり返し、骨格のゆがみが整っていくからです。

そのためには、寝返りを促すような寝方、寝具の選び方が大切！　首の生理的湾曲に添った枕を選んだり、タオルを首の高さに合わせてまるめて使うのも効果的です。寝ている時間を「骨格矯正タイム」に変えていきましょう。

プラス生活①

内臓《ないぞう》を休めて、リセットする
ポーズ+リセット食

夜7時以降は食べない!

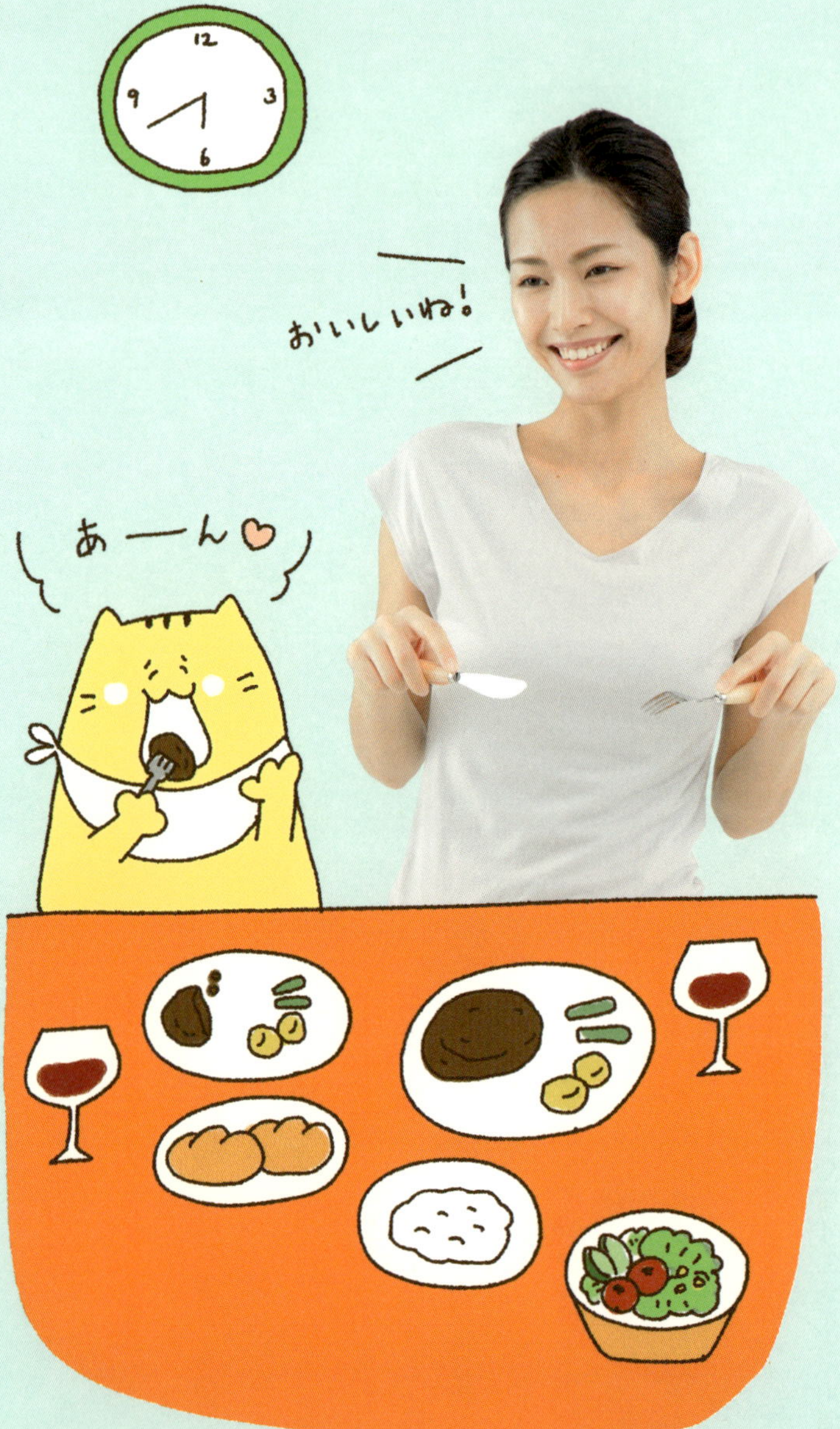

リセット食とは…

- 夜７時以降は食べないようする
- 食事は暴飲暴食をしなければ何を食べても OK！

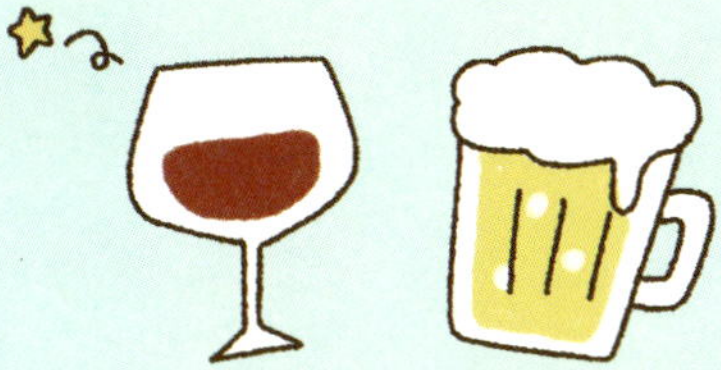

ワインやお酒も OK！

食事はおいしく、楽しみながらすることが大切。ただし、飲みすぎには注意！

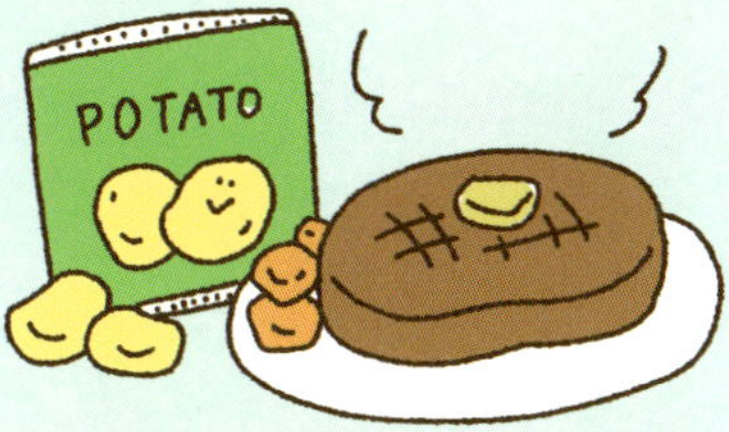

外食、おやつも OK！

３食バランスよく食べた上でなら、好きなおやつを食べても問題ありません。

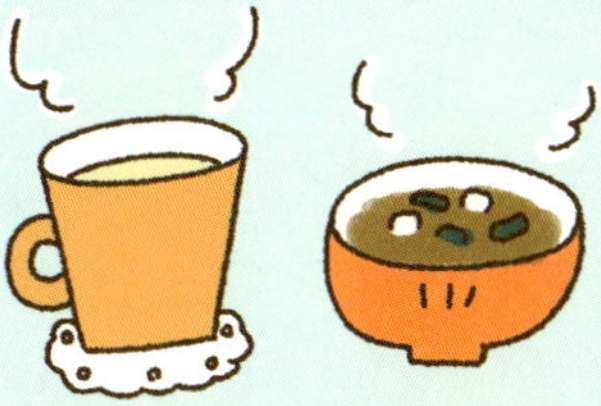

お腹がすいたら温めた豆乳やみそ汁を

お腹が温まって空腹がやわらぐうえに、「大豆イソフラボン」もとれます。ゆっくり飲みましょう。

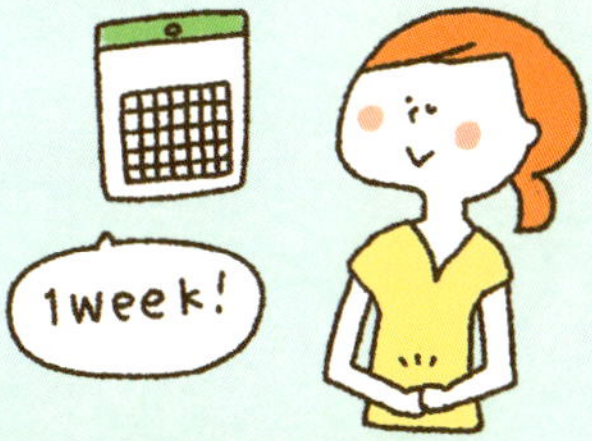

生理後１週間で集中リセット

毎日、夜７時以降食べないのは難しい！　そんな人は生理後１週間だけでもやってみましょう。

内臓を毎日しっかりリセットすることが大切

食事を抜いたり、極端に食べる量を減らしていては、キレイになるどころか、どんどん不健康になっていきます。好きな食事を楽しむことは、心身ともに美しくなるために必要なこと。

そこでオススメなのが「リセット食」。ルールはただひとつ、「夜7時以降に食べない」ことです。

眠るときには、胃の中に食べ物を残さず、内臓を休息させることで機能を高めます。すると、消化と代謝がよくなりエネルギー消費が促されるのです。

実践し始めるとすぐに体が軽くなっていくのを実感できるはず。難しい人は、生理後1週間だけでも続けてみてください。

プラス生活②

基礎代謝を上げて、やせやすい体に！ ポーズ＋全身浴

肩までの全身浴を20分×2セット

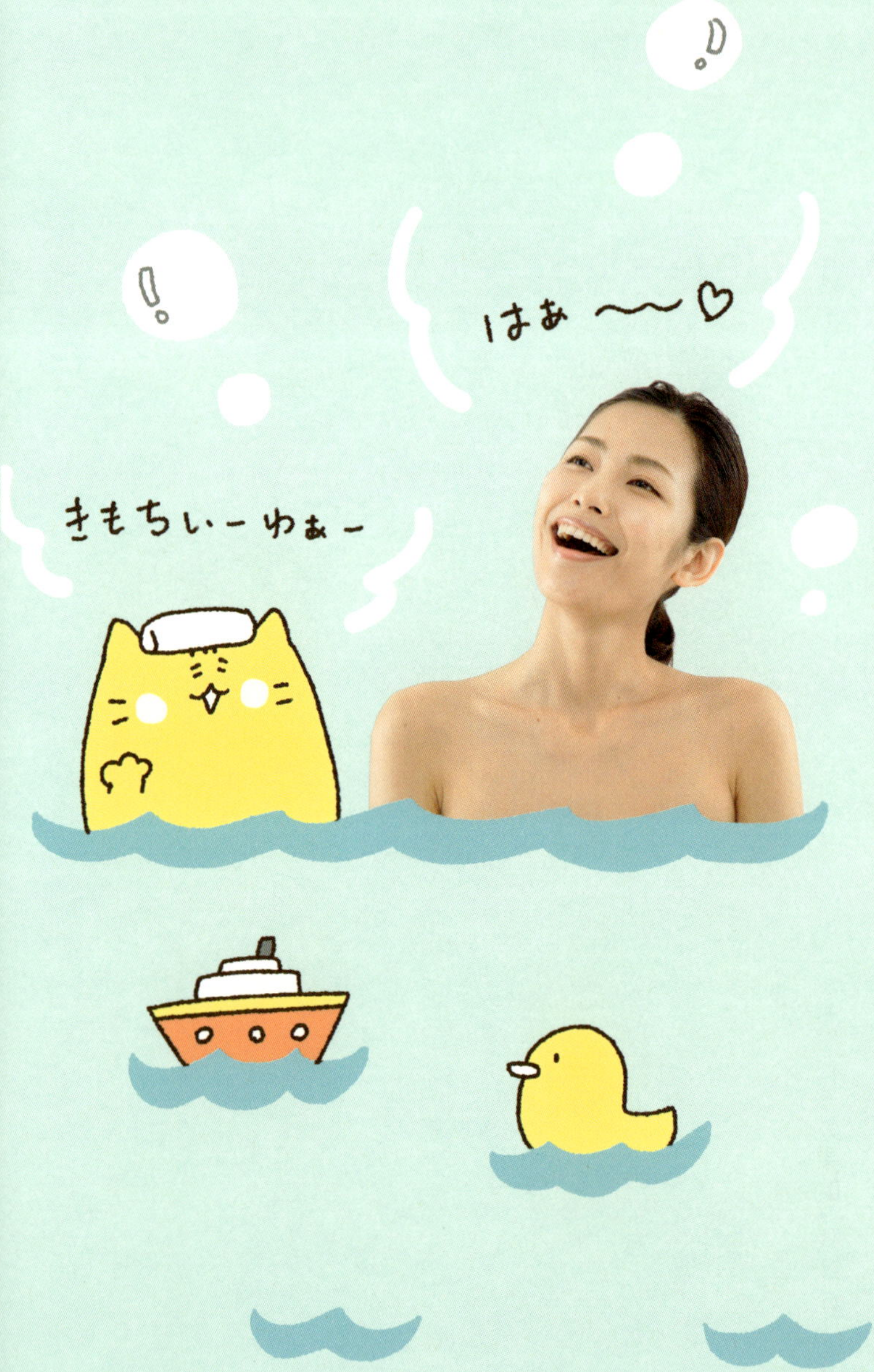

全身浴とは…

- お湯の温度は、夏40℃・冬42℃が目安
（体が冷えないようにするため高めの温度設定なので好みで調整してOK）
- 20分つかって、5分休憩×2セット
- 体が冷えないよう、肩までつかる
- 週2回、朝の入浴が効果的

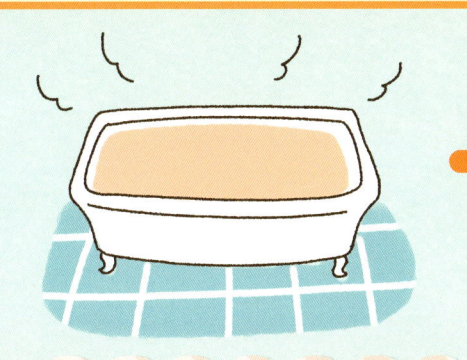

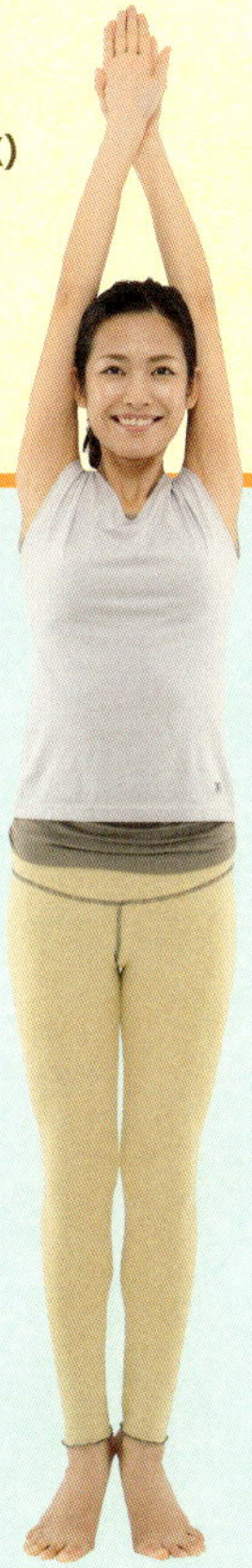

ポーズ＋全身浴で
基礎代謝を上げて
寝ていてもやせる体を作る!!

入浴は最大のキレイになるチャンス！

手短かに済ませたいからとシャワーばかり浴びている人は、せっかくのダイエットチャンスを失っています。お湯につかって体を温めるだけで、基礎代謝が上がり、やせやすい体に変わるのですから、入浴は絶対にオススメです。

ポイントは、「肩まで20分つかって5分休憩」を2回くり返すこと。読書やパックなどをして過ごせば、ダイエットと自分磨きが一度にできます。タイミングは、朝がもっとも効果的。代謝が上がり、一日の活動がすべてエクササイズになるからです。夜でももちろん効果はありますので、週2回を目指して、ぜひゆったりとした入浴時間をつくってみてください。

プラス生活③

1日で何回できるかな？
ぺたんこタイムスケジュール

生活スタイルに合ったタイミングでポーズを取り入れてみよう!

「簡単」に「どこでもできる」下腹ぺたんこポーズなら
どんな生活スタイルでも、ちょっとしたタイミングで
ポーズをとることができます、いっしょに実践しましょう。

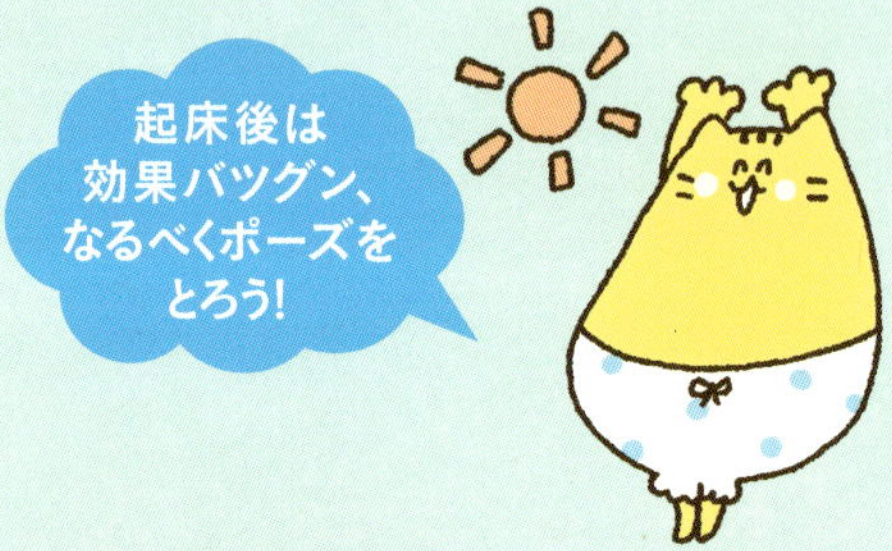
起床後は
効果バツグン、
なるべくポーズを
とろう!

デスクワークOL
A子さんの場合

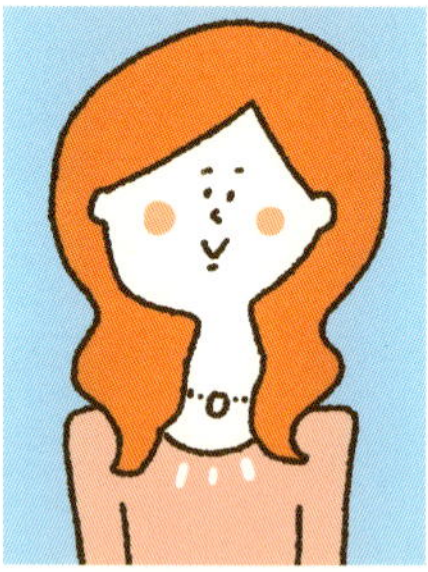

7:00	起床 **「下腹ぺたんこポーズ」**
	＊電車の中で「つま先立ち」
9:00	出社
12:00	昼食　給湯室で **「下腹ぺたんこポーズ」**
14:00	トイレで **「下腹ぺたんこポーズ」**
17:00	退社
18:40	リセット食で19時前に夕食
19:30	テレビを見ながら **「応用ポーズ」**
20:30	全身浴で入浴
22:30	寝る前に **「下腹ぺたんこポーズ」** と **「夜の骨盤リセットポーズ」**
23:00	就寝

寝る前のリラックスタイムを活用!

事務職でデスクワーク中心のA子さん。勤務中8時間はほぼ机に座りっぱなし。昼休みやトイレ休憩などの時間を利用しながらポーズをとるように。帰宅後はあいた時間を使って応用ポーズも。

POINT

座り仕事の場合は
なるべく立つ機会を
つくるようにする!

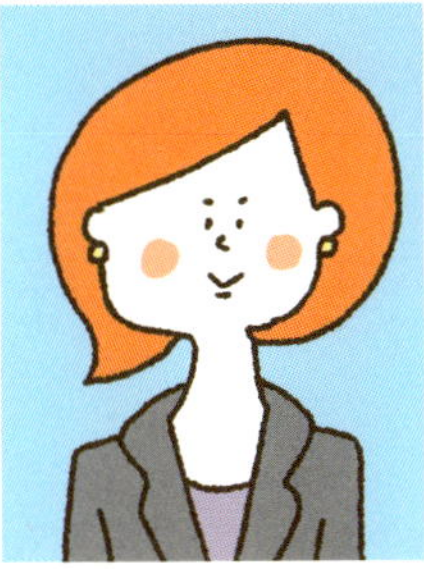

勤務時間が長く毎日忙しい
B子さんの場合

1日1分1ポーズを がんばりましょう！

営業職でバリバリのキャリアウーマンのB子さん。朝から晩まで働きづめでポーズを何回もとっている暇はなし。そんなときは1日1回1ポーズで効果のある「下腹ぺたんこポーズ」を朝と夜にとるだけでOK！

6:00	起床 **「下腹ぺたんこポーズ」**	
8:00	出社	
10:00	営業回り	＊移動中は「つま先立ち」や背筋を伸ばすことも意識して！
12:00	昼食	
15:00	会議	＊背中をイスの背もたれから離してみて！
21:00	退社	
21:30	同僚と食事	
23:00	帰宅、全身浴で入浴	
0:00	就寝前に **「下腹ぺたんこポーズ」**	

POINT
忙しいときでも姿勢を意識して!

子どもがいない昼間の時間に集中ポーズ！

小学生の2児を持つ専業ママ。忙しい朝や夜の時間は基本ポーズのみで、昼間に応用ポーズをまとめるなど、集中的に取り入れていきましょう。家にいる間も美しい姿勢を意識して過ごすとよいでしょう。

子育て中の専業主婦
C子さんの場合

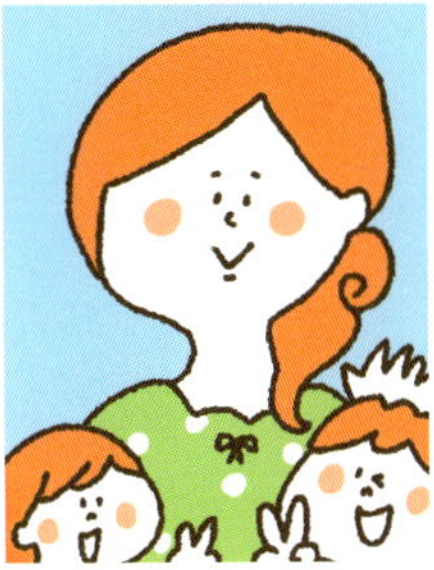

6:30	起床 **「下腹ぺたんこポーズ」**	
7:30	朝食、夫や子どもたちを送り出す	
8:00	掃除や洗濯など	＊「つま先立ち」など姿勢を意識
10:30	休憩しながら **「下腹ぺたんこポーズ」**	
12:00	昼食	
13:00	昼食後 **「下腹ぺたんこポーズ」** と **「応用ポーズ」**	
15:00	夕食の買い物	＊姿勢を意識しながら歩いて！
18:30	リセット食で子どもたちと19時前に夕食	
20:00	入浴	＊ゆっくり肩までつかって温まる
21:00	子どもたちの寝かしつけ	
22:00	就寝前に **「下腹ぺたんこポーズ」** と **「夜の骨盤リセットポーズ」**	

POINT
家事をするときは意識的に体を動かして!

プラス生活④

2週間チャレンジに挑戦！ ぺたんこ記録表

気になる部分のサイズを計って書き込もう!

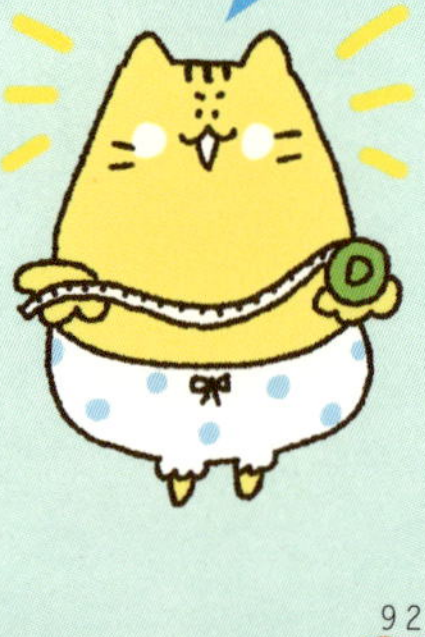

START!

1日め

下腹	cm
ウエスト	cm
ヒップ	cm
太もも	cm
二の腕	cm
体重	kg

今日できたポーズ・回数

memo

2日め

下腹	cm
ウエスト	cm
ヒップ	cm
太もも	cm
二の腕	cm
体重	kg

今日できたポーズ・回数

memo

3日め

下腹	cm
ウエスト	cm
ヒップ	cm
太もも	cm
二の腕	cm
体重	kg

今日できたポーズ・回数

memo

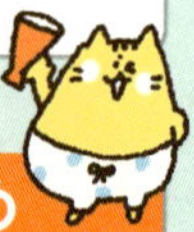

がんばれー!

8日め

下腹	cm
ウエスト	cm
ヒップ	cm
太もも	cm
二の腕	cm
体重	kg

今日できたポーズ・回数

memo

9日め

下腹	cm
ウエスト	cm
ヒップ	cm
太もも	cm
二の腕	cm
体重	kg

今日できたポーズ・回数

memo

10日め

下腹	cm
ウエスト	cm
ヒップ	cm
太もも	cm
二の腕	cm
体重	kg

今日できたポーズ・回数

memo

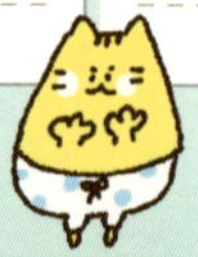

もう少し!

4日め

下腹	cm
ウエスト	cm
ヒップ	cm
太もも	cm
二の腕	cm
体重	kg

今日できたポーズ・回数

memo

5日め

下腹	cm
ウエスト	cm
ヒップ	cm
太もも	cm
二の腕	cm
体重	kg

今日できたポーズ・回数

memo

6日め

下腹	cm
ウエスト	cm
ヒップ	cm
太もも	cm
二の腕	cm
体重	kg

今日できたポーズ・回数

memo

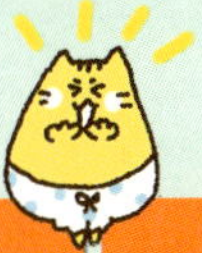

7日め

下腹	cm
ウエスト	cm
ヒップ	cm
太もも	cm
二の腕	cm
体重	kg

今日できたポーズ・回数

memo

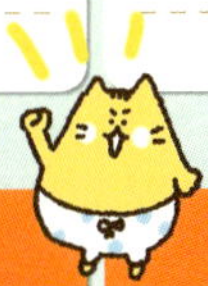

11日め

下腹	cm
ウエスト	cm
ヒップ	cm
太もも	cm
二の腕	cm
体重	kg

今日できたポーズ・回数

memo

12日め

下腹	cm
ウエスト	cm
ヒップ	cm
太もも	cm
二の腕	cm
体重	kg

今日できたポーズ・回数

memo

13日め

下腹	cm
ウエスト	cm
ヒップ	cm
太もも	cm
二の腕	cm
体重	kg

今日できたポーズ・回数

memo

終了~

14日め

下腹	cm
ウエスト	cm
ヒップ	cm
太もも	cm
二の腕	cm
体重	kg

今日できたポーズ・回数

memo

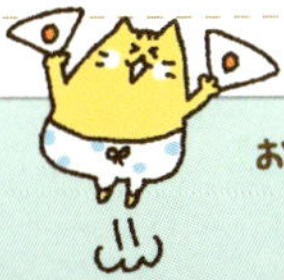

おわりに

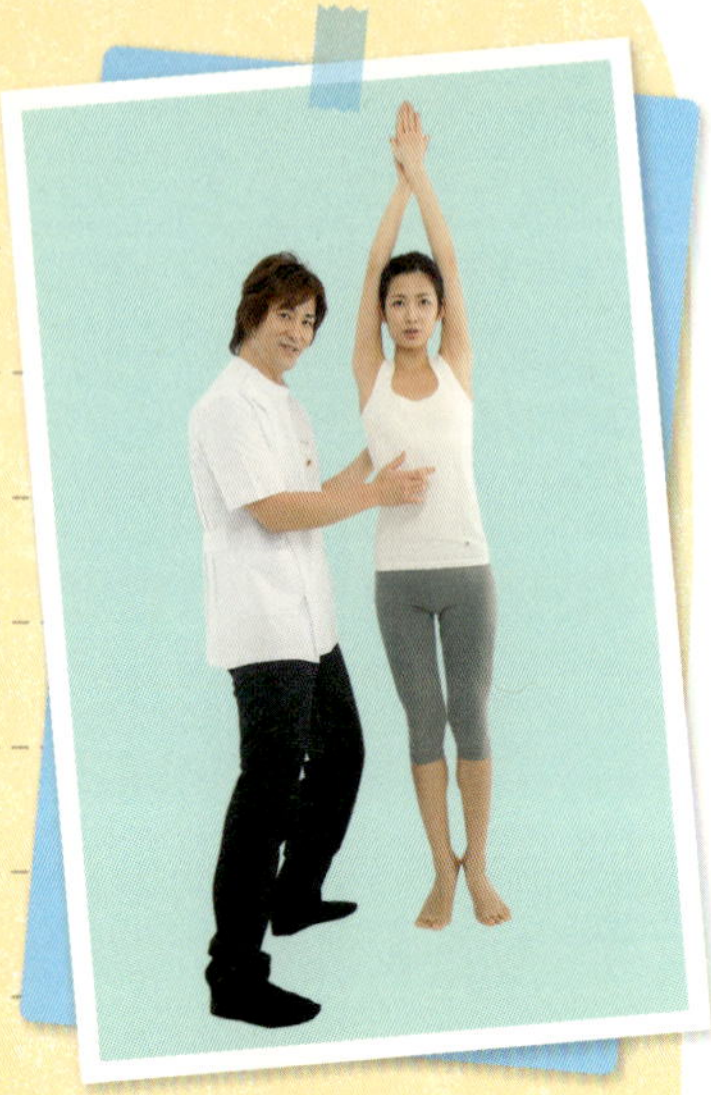

本書を最後まで読んでくださってありがとうございます！

下腹ぺたんこポーズはいかがでしたか？ やり方は簡単だけどやってみると意外にきつい！ そんな感想を持った方もいると思います。

最初はポーズがうまくとれなくて苦戦する人も多いはず。でも、無理はしないでください。だんだんと正しいフォームができるようになっていきます。

このポーズ、実は何度か改良を重ねて、バージョンアップしています。サロンやイベントでみなさんに体験していただき、感想をいただいて、より簡単に、より効果が出るようにしてきました。こうして本にすることもできたのも、体験していただき意見をくださったみなさんのおかげです。この場をお借りして心からお礼を申し上げたいと思います。

みなさんがいつまでも美しく、健康でいられることを願って。

波多野賢也

1日1分！
下腹ぺたんこポーズ!!

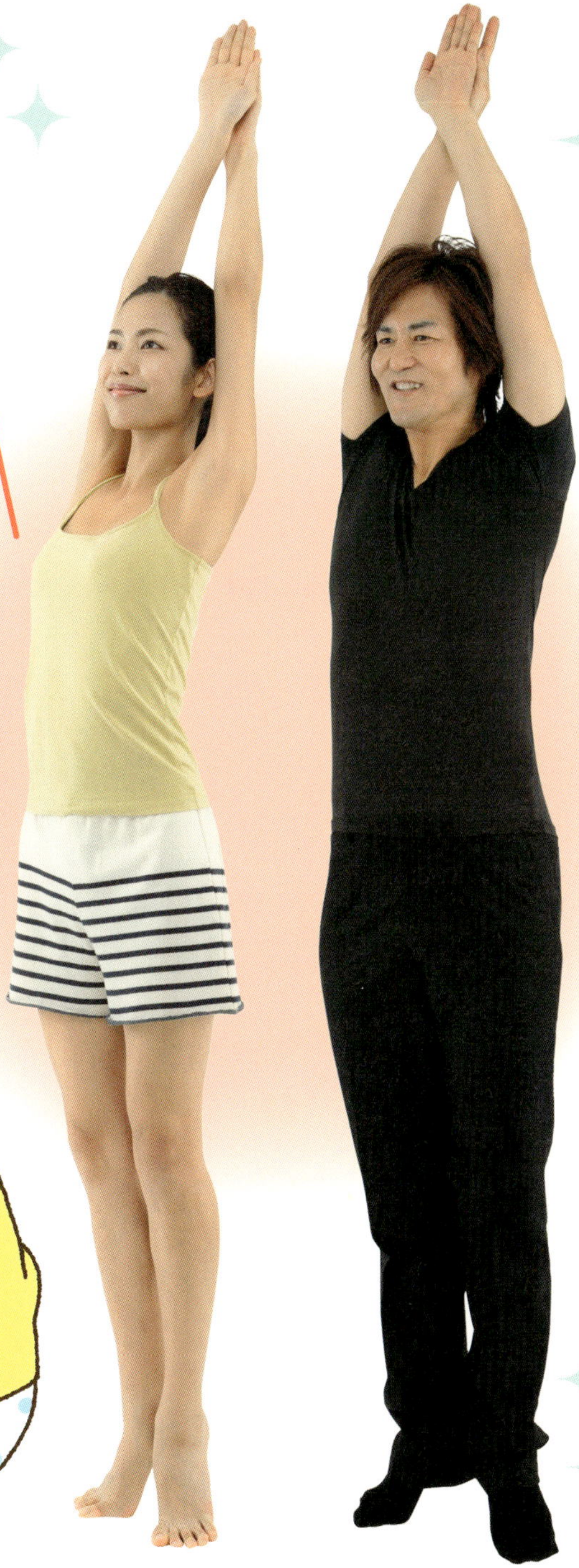

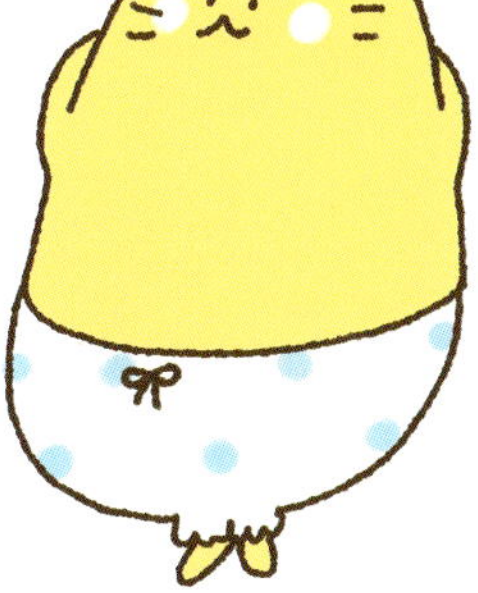

波多野賢也（はたの・けんや）

美容整体トレーナー。1968 年愛知県生まれ。豊橋市の美容整体サロン「アクアヴェーラ」代表。2002 年に開業したサロンは、骨格矯正や小顔美顔矯正が話題となり、宣伝を一切していないにもかかわらず、リピーターで予約が埋まり新規予約を受けつけられないほどの人気。保健体育教員やメディカルトレーナーを務めた経験、理学療法の知識や豊富な施術経験から生まれた独自の理論とメソッドをもとに、オリジナルの美容グッズの開発にも携わる。テレビ通販番組「ショップチャンネル」では、わかりやすい解説と説得力で商品を 1 日で 2 億円以上売り上げた記録を持つ。著書に、『1 日 1 分　骨をしめて上げる！　顔やせダイエット』（池田書店）、『下腹ペッタンコ！　馬具エアクッション』（主婦と生活社）などがある。

＊公式 Facebook ページ
http://fb.com/kenyahadano/

STAFF

イラスト　高村あゆみ
デザイン　洪　麒閔（STUDIO DUNK）
モデル　津山祐子（スペースクラフト）
撮影　奥村暢欣
スタイリスト　木村ゆかり
ヘアメイク　aco（RICCA）
編集協力　田中瑠子
編集　青木奈保子　小川真梨子（STUDIO PORTO）
取材協力　大関裕樹（ドリーム）
http://mydream.co.jp/
浅井香利　清水由希　野村由美子　松村ゆかり
衣装協力　ヨギー・サンクチュアリ（ロハスインターナショナル）
http://yoggy-sanctuary.com/

1日1分でお腹やせ！
下腹ぺたんこポーズ

●協定により検印省略

著　者　波多野賢也
発行者　池田　豊
印刷所　大日本印刷株式会社
製本所　大日本印刷株式会社
発行所　株式会社池田書店
〒 162-0851　東京都新宿区弁天町 43 番地
電話 03-3267-6821（代）／振替 00120-9-60072

落丁・乱丁はお取り替えいたします。

ISBN978-4-262-16532-5

1505902